中华医学健康科普工程

中华医学会男科学分会男性健康系列科普丛书

如何增强男性性功能

总主编 邓春华　商学军

主　编 彭　靖　袁轶峰　董治龙

U0370191

中华医学电子音像出版社
CHINESE MEDICAL MULTIMEDIA PRESS

北　京

图书在版编目（CIP）数据

如何增强男性性功能／彭靖，袁轶峰，董治龙主编. —北京：中华医学电子音像出版社，2021.6

（中华医学会男科学分会男性健康系列科普丛书／邓春华，商学军主编）

ISBN 978-7-83005-296-6

Ⅰ.①如… Ⅱ.①彭… ②袁… ③董… Ⅲ.①男性生殖器疾病-性功能障碍-防治-问题解答 Ⅳ.①R698-44

中国版本图书馆 CIP 数据核字（2021）第 049996 号

如何增强男性性功能
RUHE ZENGQIANG NANXING XINGGONGNENG

主　　编：	彭　靖　袁轶峰　董治龙
策划编辑：	史仲静
责任编辑：	宫宇婷
校　　对：	龚利霞
责任印刷：	李振坤
出版发行：	中华医学电子音像出版社
通信地址：	北京市西城区东河沿街 69 号中华医学会 610 室
邮　　编：	100052
E - mail：	cma-cmc@cma.org.cn
购书热线：	010-51322677
经　　销：	新华书店
印　　刷：	广东新京通印刷有限公司
开　　本：	850mm×1168mm　1/32
印　　张：	5.75
字　　数：	140 千字
版　　次：	2021 年 6 月第 1 版　　2023 年 12 月第 3 次印刷
定　　价：	36.00 元

内容提要

　　本书为《中华医学会男科学分会男性健康系列科普丛书》之一，由多位临床经验丰富的男科专家对临床上男性性欲、勃起功能、早泄、射精、肾虚、自慰与遗精及性生活方面的常见问题进行梳理，选取最具代表性的问题，结合笔者的临床经验，以问答的形式为读者提供科学的解答，编写视角新颖，科学性、权威性、实用性强，适合广大关心男性健康的读者阅读。

编 委 会

总 主 编

邓春华　中山大学附属第一医院

商学军　东部战区总医院

主　 编

彭 靖　北京大学第一医院

袁轶峰　湖南中医药大学第一附属医院

董治龙　兰州大学第二医院

副 主 编

高 明　西北妇女儿童医院

杨慎敏　苏州市立医院

李 行　重庆三峡中心医院

赵善超　南方医科大学南方医院

陈向锋　上海交通大学医学院附属仁济医院

编　 者　（按姓氏笔画排序）

王 浩　华中科技大学同济医学院附属同济医院

王家雄　苏州市立医院

王澍宏　重庆三峡中心医院

文家渝　重庆三峡中心医院

方　冬　北京大学第一医院

石玄言　南方医科大学南方医院

龙柳芽　湖南中医药大学第一附属医院

朱文雄　湖南中医药大学第一附属医院

刘　涛　重庆三峡中心医院

刘建家　广州医科大学附属第六医院/清远市人
　　　　民医院

苏艺峰　湖南中医药大学第一附属医院

李　行　重庆三峡中心医院

李　博　湖南中医药大学第一附属医院

李　毅　湖南中医药大学第一附属医院

李广森　成都中医药大学附属医院

李美材　重庆三峡中心医院

杨夕柏　怀化红雅妇女儿童医院

杨慎敏　苏州市立医院

吴　晨　合肥市第二人民医院

余清霞　重庆三峡中心医院

沈　磊　湖南中医药大学第一附属医院

张　彪　湖南中医药大学第一附属医院

陈向锋　上海交通大学医学院附属仁济医院

苗润泽　湖南中医药大学第一附属医院

周　梁　西北妇女儿童医院

赵善超　南方医科大学南方医院

袁轶峰　湖南中医药大学第一附属医院

聂　欢　武汉科技大学附属普仁医院

高　明　西北妇女儿童医院

彭　靖　北京大学第一医院

彭天文　南方医科大学南方医院

董治龙　兰州大学第二医院

韩　虎　首都医科大学附属北京朝阳医院

傅显文　湖南中医药大学第一附属医院

蔡　韬　湖南医药学院第一附属医院

滕志海　河北医科大学第二医院

学术秘书

方　冬　北京大学第一医院

前　言

　　性生活不仅是人类繁衍后代的基础，也是夫妻关系的重要纽带和家庭和谐的润滑剂。身体健康是夫妻间性生活长久维持的重要保障，临床上男科医生经常会遇到出现性功能障碍的年轻男性患者，据调查，根本原因为很多男性对性功能缺乏基本认知，被网络上的不实信息误导所致。为了普及基本的性知识，中华医学会男科学分会主任委员邓春华教授和副主任委员商学军教授牵头组织编写本书。编委会成员从临床上男性最关心的性功能相关问题和容易产生错误认知的问题入笔，采用问答的形式为读者答疑解惑。

　　本书收集并解答了大量关于性欲、勃起功能、早泄及射精等方面的问题，对一些容易造成错误认知的问题如肾虚、自慰与遗精进行深入浅出的讲解。此外，性生活方面的问题也有所涉及。因此，本书内容几乎囊括了常见的性功能问题，希望男性读完后能对性生活和如何保持正常的性功能有全面了解。

本书的编写人员均为来自国内各大医院临床一线的男科医生，在男科疾病的诊疗方面积累了丰富经验，使内容更具权威性、科学性和实用性。

感谢所有参与本书编写、修改和审阅的专家为本书的辛勤付出，希望本书可以给男性朋友带来帮助。

本书虽为临床一线的专业医生编写，但由于医学专业的快速发展和编写时间有限，书中难免有不足或疏漏之处，恳请广大读者给予批评指正，以便再版时完善。

彭　靖

2021 年 4 月

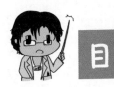

目　录

如何增强男性性功能

如
何
增
强
男
性
性
功
能

第1章

性欲相关问题

1 | 夫妻间性生活时性欲减退的原因是什么?

问题:

我今年 30 岁,和妻子是中学同学,结婚 6 年了,以前隔三岔五就有性生活,现在却对妻子没有欲望,阴茎勃起硬度下降,可是看色情电影时就挺兴奋,阴茎勃起硬度正常,请问这是什么原因?

回答:

医学上,这种现象被称为"境遇性性欲减退"。简单来说,就是改变了性对象,性欲就会出现变化。男性在受到视听刺激后可以性兴奋,说明色情刺激可以引起个体的性欲,那么夫妻间恰当的情欲交流应该可以唤起双方的性欲,进而确保满意的性生活。对于上述情况,最有效的方法是改变夫妻间性生活的前奏,如更改性交的环境、时间、夫妻双方的装束等。

临床上，男科医生经常遇到类似的案例，如一对夫妻结婚多年，妻子因为忙于照顾孩子的学习和生活，很少关注自己的穿衣打扮，对于性生活更是无暇顾及。时间长了，丈夫认为妻子缺少吸引力，进而对性生活失去了欲望，甚至刻意回避。此时，丈夫为了排解性欲，迷上了看色情电影，进而产生了依赖。后来，在女性好友的指导下，妻子更换了自己的内衣款式，平时也更加注意自己的外表和衣着打扮，在性生活中主动、积极配合和满足丈夫，很快夫妻间的性生活回归正常，双方非常满意。

因此，在夫妻双方交往和沟通的过程中，需要彼此探寻对方的敏感区域，适当地满足对方的生理需求，以维持正常的夫妻关系。

（陈向锋　上海交通大学医学院附属仁济医院）

2 | 性生活前喝点酒能助兴吗？

问题：

我听很多朋友说，在性生活前喝一杯酒，双方有醉意后进行性生活，满意度会大大增加，请问这是真的吗？

回答：

酒为含酒精（乙醇）的饮料，酒精对神经中枢的作用基本上与麻醉药物相似，但由于其引起的兴奋期太长，大量饮酒可导致延髓麻痹，安全性低。当人体血液中的酒精浓度达到 0.05% 时，作用开始显露，个体出现兴奋和欣快感；当人体血液中的酒精浓度达到 0.10% 时，个体就会失去自制能力；如果达到 0.20%，个体就到了酩酊大醉的地步；如果达到 0.40%，个体可能会失去知觉、昏迷不醒，甚至有生命危险。酒精导致的兴奋并非真的兴奋，其实是大脑抑制功能减弱的结果。醉酒后，饮酒者丧失了由教育和经验而来的谦虚和自制，同时自身的辨别力、记忆力、集中力及理解力也减弱或消失，视力（中枢性）也常出现障碍。

性生活中，酒精可以影响视觉，男性在微醉的时候，可能会发现性伴侣平时看不见的美；或通过抑制大脑，使精神放松，导致做出平常想做但不敢做的事情，说出平常想说而不敢说的话，解放了天性，性欲就会大大提升。中等量的酒精可扩张皮肤血管，故常导致皮肤发红而有温暖感。酒精也可扩张阴茎海绵体附近的血管，让海绵体的血液循环更快、血流量更多，这样不但不会导致勃起功能障碍，反而会促进勃起。这种感觉会增加男性对下一次性生活的向往，成为性生活的催化剂。

《医林纂要》提出，酒"散水，和血，行气，助肾兴阳，发汗"。而勃起功能障碍（阳痿）的命门火衰证是指元阳虚衰，温煦推动失职，以阳事不举、精薄精冷、头晕耳鸣、面色苍白、精神萎靡、腰膝酸软、畏寒肢冷、舌淡、苔白、脉沉细等为常见症状，可利用酒的助肾兴阳之效，温煦元阳，治疗勃起功能障碍。但过度饮酒会影响中枢神经系统，使中枢神经系统从兴奋到高度抑制，严重破坏了其正常功能。过量饮酒还可损害肝功能，慢性酒精中毒可导致酒精性肝硬化，还会对身体造成多方面损害，如可导致多发性神经炎、心肌病变、脑病变、造血功能障碍、胰腺炎、胃炎和溃疡病等，以及使高血压的发生率升高。长期大量饮酒，有可能危害生殖细胞，导致下一代的智力低下。常饮酒的人，发生喉癌及消化道癌的概率明显增加。

酒是"好"东西，人高兴的时候，它能助兴，而人悲伤的时候，它能解忧；酒是"坏"东西，当人过度饮酒时，不仅损害了自己的健康和生命，还伤害了他人对自己的关爱。请珍惜生命，适度饮酒。

（袁轶峰　湖南中医药大学第一附属医院；
杨夕柏　怀化红雅妇女儿童医院）

3 | 性欲低下该怎么办？

问题：

我之前一直有规律的性生活，可是现在突然对所有女性失去了性欲，请问该怎么办？

回答：

这可能是性欲低下。性欲低下常与其他男科疾病并发，如勃起功能障碍和早泄等，且相互影响、互为因果。目前，性欲低下在一般人群中的发生率有所增加。据报道，约有 15% 的成年男性患有性欲低下。

（1）性欲低下时，男性可以先自我排查是否有以下 4 种因素。

1）精神因素：①错误的性教育或各种"戒律"的束缚，认为性生活是荒淫行为，以致强迫性抑制正常出现的性生理现象。②性知识缺乏，初次性生活不成功，被对方责怪、嘲弄或贬低，怀疑自己的生殖器官有异常。③性生活紧张，夫妻间的关系紧张、感情不融洽，甚至存在敌对情绪，不能相互交流和缺乏相互尊重，可导致性吸引力减弱。④精神创伤，往往出现在强奸等创伤性经历后，干扰性生活的意境。⑤恐惧心理，对性卫生感到忧虑，害怕性病、害怕性兴奋期间身体或理智失去控制及害怕达不到对方要求导致对方不能满足等。⑥负疚心理，有婚外情或婚外性生活史，存在内疚情绪，或受传统观念影响和社会对婚前性行为的谴责，从而产生压抑和罪恶感。

2）社会因素：现代社会，人们生活节奏快、竞争激烈、工作压力大及人际关系不协调，都会影响性欲。

3）情境因素：性生活姿势、场合不合适，影响配合。

4）医源性因素：医生不恰当地做出性功能障碍的诊断，或患者自己错误地做出此诊断。

（2）排查以上自身因素外，还有其他4种常见的致病因素。

1）疾病因素：①内分泌系统疾病，主要通过性激素水平异常发现，如高促性腺素性功能减退症、低促性腺素性功能减退症、高催乳素血症、甲状腺素异常及雄激素耐受综合征等。②男性生殖系统疾病，如阴茎发育不全、包茎、阴茎海绵体硬结症、隐睾或精索鞘膜积液、附睾结核、慢性前列腺炎、生殖器肿瘤及尿道损伤等，均可因机械性、生理性或心理性因素对性欲产生影响。③慢性疾病，如肝硬化、糖尿病、慢性心力衰竭、心肌梗死、阻塞性肺疾病及血液病等。④神经系统疾病，如偏瘫、癫痫、痴呆、抑郁及脑退行性病变等。

2）年龄因素：随着年龄的增长，男性的性欲和性功能会有一定程度的降低，这是一种生理现象。

3）药物因素：①抗精神病药物，具有镇静作用，如吩噻嗪类药物、丁酰苯类药物、苯二氮䓬类药物和锂剂等。②抗高血压药物，如甲基多巴、胍乙啶、利血平、氢氯噻嗪及普萘洛尔等。③激素类药物，如雌激素等。④抗雄激素活性药物，如醋酸环丙孕酮、螺内酯及地高辛等。⑤引起高催乳素血症的药物，如阿片制剂、内啡肽类药物等。⑥抗组胺类药物，如西咪替丁、苯海拉明及马来酸氯苯那敏片等。⑦其他药物，如氮芥、长春新碱等。

4）个人生活习惯：大麻、阿片、海洛因大剂量或长期应用，可抑制性欲。

（3）对于性欲低下，男性应采取 4 种方法。

1）心理治疗：①消除思想顾虑；②协调夫妻间性生活；③注意排除影响性欲的环境因素；④自我锻炼。

2）对症治疗：对于内分泌功能障碍和男性生殖系统疾病引起的性欲低下，积极治疗原发病，性欲可得到改善。

3）西医治疗：人绒毛膜促性腺激素、雄激素、抗抑郁药物、左旋多巴、5-羟色胺受体拮抗剂及育亨宾等。

4）中医治疗：根据辨证，或温肾助阳，或填补肾精，或疏肝解郁，或补益气血等。

（苗润泽　袁轶峰　湖南中医药大学第一附属医院）

4 性欲亢进该怎么办？

问题：

我感觉自己性欲亢进，请问这种情况是疾病吗？该怎么办？

回答：

性欲亢进是指人类以持久地对性生活要求过于强烈为主要特征的疾病，又称性欲过盛、性欲过旺，中医学常称为阳事易举。

性欲亢进可分为性兴趣亢进和性兴奋亢进（即性冲动过度强烈）。性欲亢进常表现为对性生活要求迫切、性生活次数增加及性生活时间延长等，甚至不考虑条件和场合去寻求性接触，严重时会影响患者的生活、工作及社会交往，甚至导致其发生性犯罪行为。性欲亢进的发生率很低，约占普通人群的1%，男性稍高于女性，单纯、原发性性欲亢进者更少见。在神经、精神性疾病患者中，其发病率较高。

现代医学认为，性欲亢进的主要发病机制是性中枢兴奋过程增强。绝大多数性欲亢进是由精神、心理失调或对性知识认识不足而产生的焦虑所致，少部分是由病理改变而引起器质性病变。

（1）精神、心理因素：男性受到某些性信息的刺激，尤其是色情小说或电影及色情服务等影响，过度刺激导致性欲失常而使大脑长期处于兴奋状态，当其习惯了这种兴奋状态，就会将性生活当作减压、发泄情绪甚至逃避现实的一种方式。例如，有些中年男性尽管工作紧张、心理压力大，但还是热衷于性生活。

（2）器质性、生理性因素：大脑的工作是最精密的，更需要良好的协调性，任何脑部疾病都可能对其功能产生不同影响，垂体肿瘤、睾丸间质细胞瘤、颅内肿瘤等可引起神经内分泌功能失调，导致雄激素或雌激素分泌过多，或分泌缺少抑制，大脑对性欲过度敏感，传入的性信号被过度增强，导致性欲亢进。

（3）药物、食物及外界的刺激：直接使用促性腺激素类和睾酮类药物，长期可导致体内该激素浓度升高。代谢下降的药物和食物均可导致性欲亢进。

对于性欲亢进的治疗，男科医生应该根据患者的具体情况提出针对性的个体化治疗方案。如果性欲亢进是由精神、心理因素所致，男科医生必须详细询问患者的病情，有针对性地做出引导，纠正错误的认识，解除患者思想上的各种焦虑，指导患者减少与色情信息的接触；如果性欲亢进是由器质性、生理性因素所致，男科医生需要有针对性地治疗各种原发病；如果性欲亢进是由药物、食物及外界的刺激所致，患者应避免服用可使促性腺激素、睾酮浓度升高的药物和食物，如果必须服用，可以减少剂量或选择其他替代药物。治疗性欲亢进最重要的就是普及科学的两性知识，指导患者减少与色情信息的接触，集中精力于工作和学习，培养良好的兴趣爱好等。

（袁轶峰　湖南中医药大学第一附属医院）

5 临床上真有"催情药物"吗？

问题：

请问临床上真有"催情药物"吗？

回答：

这种药物没有一个准确的定义，可能是指促进性欲的药物，又称性兴奋剂、助性剂。现实生活中常见的"催情药物"有以下3类。

（1）海洛因（吗啡类毒品）、大麻、麦角酸二乙酰胺等成瘾物质，可使吸食者产生富有刺激性的幻想，增强包括性欲在内的各种精神感受。作为世界三大毒品之一的大麻，有研究表明人体只要摄入7mg就会致幻，且可能有一定的催情作用。这些成瘾物质对人体的内分泌系统和神经系统有损伤作用，最终会严重损害吸食者的性功能。

（2）所谓的"印度神油"，是指一种帮助人们在性交时得到欢愉和满足的液体物质，主要成分包括鹿鞭、牛鞭、海马、海蛇及蛤蚧等具有固本生精作用的中药，能刺激性欲、兴奋神经。"印度神油"通过麻醉作用降低阴茎头和阴茎的敏感性，继而延缓射精，但过量应用可导致局部感觉丧失，进而造成勃起功能障碍或不射精。

（3）"西班牙苍蝇水"是斑蝥（又称西班牙苍蝇）的浸出液，含有导致人体过敏的物质，这些物质经泌尿系统排泄时可引起膀胱和尿道出现严重的过敏反应，使阴茎充血并产生痛性勃起，服用者试图通过性交以延缓疼痛，故使用时并无多少愉悦的感受。"西班牙苍蝇水"的安全性低，对于人类，其安全使用剂量和中毒剂量很接近，易导致局部疼痛、血尿，甚至过敏性休克等严重后果。

综上所述，既能激起性欲，又无不良反应的"催情药物"，至少在现代医学看来是不存在的。

（张　彪　袁轶峰　湖南中医药大学第一附属医院）

第2章

勃起功能相关问题

6 有多少男性会面临勃起功能障碍的困扰？

问题：

我今年29岁，结婚1年了，这段时间和妻子性生活时勃起困难，请问这是勃起功能障碍吗？是不是很多男性都面临勃起功能障碍的困扰？

回答：

受中国几千年传统文化的影响，"性"一直是个难以启齿的话题。即使在现今，也有许多人"谈性色变"，许多男性即使存在性功能障碍，也不敢到医院寻求正规治疗，倾向于所谓的"江湖方子"，结果耽误了治疗，严重影响了夫妻间性生活和婚姻和谐。《孤独的性》提出："对于人类来说，性不仅仅是性，性是一种语言，是一座桥梁，是从孤独通往亲密的所在，是建立彼此相

如何增强男性性功能

属的熔炉。"性爱对于人类的生存与繁衍来说必不可少，令人感觉十分美妙。

当前，许多男性的性功能受到严重损害。饮酒多、睡眠时间少、运动量低及健康观念差等都会对男性的性功能产生不同程度的影响，这也导致了全球范围内男性精子数量减少、质量下降、男性不育的发生率越来越高。男性性功能障碍一般是指男性在性欲、阴茎勃起、性交、性高潮、射精这5个性生活阶段中某一个或某几个或全部发生异常，进而影响性生活正常进行。其中，最常见的是勃起功能障碍和早泄。勃起功能障碍是指男性不能持续获得和维持足够的阴茎勃起以完成满意的性生活。

一项针对美国马萨诸塞州1290例40~70岁白人男性的流行病学调查显示，轻度、中度及重度勃起功能障碍的发生率分别为17.2%、25.2%及9.6%。我国的类似情况同样不容乐观，有研究者使用《中国人勃起功能指数问卷》对北京、重庆及广州3个城市的成年男性进行调查，结果发现勃起功能障碍的总发生率为26.1%，其中40岁及以上男性的勃起功能障碍发生率为40.2%。勃起功能障碍现已成为困扰全球男性的难题，需要人们足够重视，并去认真对待及解决。

（赵善超　彭天文　南方医科大学南方医院）

7 勃起功能障碍的病因是什么？

问题：

我因为勃起功能障碍已经辗转求诊于多家医院，自我感觉治疗后是有效果的，但是没有到达预期期望，请问勃起功能障碍的病因是什么？

回答：

勃起功能障碍可分为器质性、心理性和混合性 3 种，以混合性勃起功能障碍最常见。

阴茎的勃起过程为海绵体平滑肌舒张，增加阴茎血流，促使阴茎海绵窦充血、膨胀，从而完成阴茎勃起。引起器质性勃起功能障碍的原因包括血管性、神经性、解剖性、内分泌及药物诱导性因素。有文献报道，因阴茎血管功能障碍导致器质性勃起功能障碍的患者数占勃起功能障碍患者总数的 50%~60%。许多不良的生活方式及一些基础疾病（如糖尿病、高脂血症、高血压、周围血管疾病、吸烟等导致的血管粥样硬化和狭窄）影响了男性阴茎正常的血流动力学，从而使其无法完成正常的阴茎勃起过程。神经性因素包括中枢神经退行性病变、脊柱创伤及中枢神经系统肿瘤等。尿道下裂、阴茎短小等解剖性因素同样会导致勃起功能障碍。而内分泌失调导致的如高催乳素血症、肾上腺皮质功能异常，以及不恰当地服用某些抗精神病药物、酒精饮料甚至毒品，也会影响男性的性功能。

心理性勃起功能障碍常见于夫妻关系不和谐、不良的性经历、性伴侣对性生活表现出情绪低落、媒体不正确的引导及个人对相关信息的错误理解等。精神疾病如精神分裂症等同样会造成勃起功能障碍。有文献报道，精神分裂症患者发生勃起功能障碍的概率为 16%~78%，且精神分裂症的严重程度与勃起功能障碍的严重程度呈正相关。

目前，勃起功能障碍最常见的类型是混合性，即器质性因素和心理性因素兼而有之。现代人生活压力大、营养过剩、体力活动少，糖尿病、心血管疾病高发，健康意识薄弱，这些心理、生理、社会等因素通过单独或共同作用导致勃起功能障碍的发生。

（赵善超　彭天文　南方医科大学南方医院）

8 和妻子进行性生活时，阴茎勃起很慢，硬度下降，且容易疲软，是怎么回事？

问题：

我结婚已经将近 20 年了，孩子也十几岁了，现在家庭和睦，最近这段时间不知道是怎么回事，和妻子性生活时阴茎勃起很慢，而且硬度下降，容易疲软，请问这种情况正常吗？需要治疗吗？

回答：

男科医生在门诊经常会遇到这种情况，以中年男性居多。

实际上，工作和家庭的压力会慢慢消耗男性的各种功能。人到中年，体力和性功能会随着年龄的增长开始缓慢减退，特别是性功能，主要表现为性欲低下、勃起功能障碍及射精无力等，这是不以人的意志为转移的自然规律。中年男性偶尔出现性功能减退也在情理之中。因此，中年男性一旦出现性功能减退，首先要对自己有一个客观的认识。

在发生上述问题时，男性可以首先确认自己的情绪、生理状况及健康状况如何，是否有不良的营养状况和生活习惯，工作和生活压力如何，夫妻近期的感情状况如何，有无使用一些特殊药物等。

针对以上各种问题，男性可以在生活中自我调整一下，摆脱繁忙的工作和琐碎事务，给自己的心身放个假。妻子也可积极参与丈夫的性功能障碍治疗，首先不要批评、埋怨，要多体贴、包容，积极给予支持和鼓励，还可改善自己的外形和文化修养，提高自己对丈夫的吸引力。

如果上述方法均效果不佳，男性应接受必要的检查和咨询，因为性功能减退往往是某些疾病的先兆，如高血压、糖尿病等。男性还需要通过专门的问卷判断是否存在迟发性性腺功能减退症，因为男性 40 岁以后，体内的雄激素水平逐渐下降，由此可引起体力下降、烦躁、多汗、焦虑、性功能减退等一系列生理变化和临床表现，性功能方面主要表现为性欲减退、晨勃消失、勃起不坚及性交不能成功等。如果男性再检测出体内睾酮水平明显低于正常值，就应该在男科医生的指导下，积极补充雄激素，同时辅以综合治疗，改善性功能，提高性生活品质。

（聂　欢　武汉科技大学附属普仁医院；

彭　靖　北京大学第一医院）

9 | 性生活时阴茎勃起时间短是怎么回事？

问题：

我今年 35 岁，最近出现一种奇怪的现象，每次在性生活时，开始可正常勃起，但必须集中注意力，否则只要注意力稍微"跑偏"，立刻就疲软了，请问这是怎么回事？

回答：

对于此类问题，男性首先需要排除基础疾病，如心血管疾病、糖尿病、高脂血症及抑郁等。

排除基础疾病后，这种情况大多是由精神心理紧张造成的。某些男性由于一次不成功或不满意的性生活，导致自信心或自尊心下降，无法从上一次失败的阴影中走出来，出现焦虑，并且还会把这种负面情绪带到以后的性生活中，这样反反复复，性生活成了心理负担，男性就无法全心全意地去享受性生活，导致勃起时间过短；男性也可因为工作压力太大、睡眠不足等问题导致注意力不集中，也没办法全心全意地享受性生活，最终出现这种情况。

因此，患者需要正确认识勃起功能障碍发生的原因，积极寻找诱因及危险因素，改善或消除焦虑、抑郁等情绪，转移注意力，避免过度关注疾病，可以多做跑步等有氧运动，锻炼身体，避免久坐和久站。

治疗本病还需要妻子积极参与，男女双方相互树立信心，性生活不是一个人的事情，而是夫妻双方的事情，夫妻配合治疗的效果会更好。

如果通过上述方法病情还是没有好转，建议患者去专业的男科门诊咨询。

（龙柳芽　袁轶峰　湖南中医药大学第一附属医院）

10 | 自慰时可以正常勃起，为何性生活时却发生勃起功能障碍？

问题：

我今年 24 岁，从 16 岁时开始自慰，自慰时阴茎可以正常勃起，最近 1 年交了女朋友，和女朋友性生活时发生勃起功能障碍，但自己自慰时却是正常的，请问这是为什么？是不是自慰导致的勃起功能障碍？

回答：

男性平时自慰能正常勃起，说明不是器质性勃起功能障碍，也就是说阴茎的整体"硬件系统"是没有问题的。那么是什么原因导致性生活时没办法勃起？此时，患者需要确认有没有心理层面的问题。勃起是一个很复杂的过程，身体需要没有问题，心理也需要没有问题，这样才能获得满意的性生活。

夜间有勃起，也可以晨勃，对色情电影的刺激反应很好，不知道为什么性生活时就无法勃起，这种情况下患者往往怀疑自己患了勃起功能障碍，心情特别紧张，认为自己以前有过自慰史或其他原因，从而产生心理负担，再次进行性生活时害怕不能勃起，引起性伴侣的反感。有了这样的心理负担，男性在性生活时就有了杂念，大脑皮质兴奋，反而抑制脊髓性兴奋中枢神经，造成一时性勃起功能障碍。此时，患者需要对症治疗，在性生活前尽量放松自己，保持良好的性生活环境；适当阅读，增进性爱知识，更和谐地进行性生活；男女双方都要全身心投入，以激起充分的性兴奋。性生活时，男性要尽量放松自己，减少思想顾虑，享受性爱过程。此外，患者也可调整性生活时间，选择在休息或晨起时进行性生活。

在改善、恢复性功能的治疗中，女性性伴侣扮演着非常重要的角色。女方不苛责，尽量多理解、包容和鼓励，双方才能共同拥有"性福"。一般采取以上措施后，患者的情况会有不同程度的改善，特殊情况可以辅助用药。如果男性自我调整后效果不太理想，要及时到正规医院就诊。

（龙柳芽　袁轶峰　湖南中医药大学第一附属医院）

11 为何躺着时性交阴茎勃起正常，一站起来马上就疲软了？

问题：

我和妻子在躺着时性交阴茎勃起硬度和维持时间都很好，但一站起来马上就疲软了，请问这是怎么回事？

回答：

阴茎勃起，简单来说就是阴茎在受到各种性刺激后，阴茎海绵体快速充血的过程。充血好，阴茎勃起就坚硬；充血不足，阴茎勃起就疲软。阴茎勃起是一个复杂的"心理-生理"过程。

如果男性在躺下时阴茎可勃起，但站起来阴茎疲软，有2种可能。

第一种可能是男性站起来后没有性刺激，阴茎不再处于充血状态。强烈的性欲和性刺激是阴茎坚硬勃起的前提条件，一旦对阴茎的性刺激减弱、性交停下来或男性的注意力分散，阴茎就会自然疲软，这是一种正常的生理反应，也有可能与性交时的心理状态有关。除此之外，精神紧张、压力过大、刺激时间过长、长期自慰、劳累及熬夜等都有可能产生影响。

另一种可能是男性站起来后仍受到强烈的性刺激，但阴茎马上疲软不能维持勃起，多考虑为病理反应。阴茎勃起类似于吹气球，如果吹的气不足，气球就鼓不起来，或气球上有个破口，充进去的气全从破口中漏出，最后气球也是瘪的。同样，如果男性出现阴茎海绵体供血不足、阴茎海绵体静脉瘘、雄激素水平下降及阴茎本身的病变（如阴茎海绵体白膜病变、海绵体纤维化等）等情况，也会导致阴茎疲软。此时，建议患者到专业的泌尿外科和男科就诊，做性激素水平、阴茎海绵体血流多普勒及海绵体造影等检查，这样才能明确诊断，以便合理地选择药物进行干预和物理治疗，使患者恢复正常的勃起状态。

（聂　欢　武汉科技大学附属普仁医院；

彭　靖　北京大学第一医院）

12 | 为何换个性伴侣就出现阴茎勃起功能障碍？

问题：

我今年 28 岁，交往过 2 个女朋友，和第 1 个女朋友交往了 3 年，在一起时阴茎勃起正常，目前和第 2 任女朋友在一起半年了，每次性生活刚开始时阴茎勃起正常，但没过几分钟就疲软了，请问这是怎么回事？

回答：

根据患者的描述，和之前的性伴侣性交时阴茎勃起正常，更换现在的性伴侣后出现勃起功能障碍，应该属于心理性勃起功能障碍。

男性在生长发育过程中是否有不良的性经历或精神创伤，是否存在因工作和（或）生活压力增大及勃起功能障碍导致的焦虑、抑郁、紧张等不良情绪，性自信如何，是否存在不适当或特殊的性刺激方式，是否存在特殊的社会环境、家庭环境及传统观念等导致的错误性知识、性观念或性无知等情况，这些均会导致男性发生心理性勃起功能障碍。

心理性勃起功能障碍在治疗上以心理疏导为主，包括5个方面：①正确认识勃起功能障碍及其发生原因；②积极寻找导致勃起功能障碍的诱因及危险因素；③改善或消除焦虑、抑郁等不良情绪，避免过度关注疾病，转移注意力；④男女双方进行有效沟通；⑤男女双方树立信心，学习性知识。

简单来说，男女双方都要对这种情况有简单的认识，性生活时给对方信心，避免压力过大及焦虑情绪，大部分患者经过几次成功尝试后（即性自信建立后）性功能会逐渐恢复正常。如果病情没有改善或改善不大，建议患者尽早到正规的医院检查，根据具体病因选择科学合理的治疗方案进行针对性治疗。

（吴　畏　合肥市第二人民医院；

彭　靖　北京大学第一医院）

13 | 新婚第一次性生活为什么会失败？

问题：

我半年前结婚，此前从未有过性生活，但从结婚到现在还没有性交成功，当时家人说去看医生，但我想自己先调整一下，结果发展得更糟糕，主要是我的妻子现在有了心理阴影，特别恐惧性生活，甚至在性生活时出现发抖，新婚第一次性生活为什么会失败？

回答：

新婚时，即将由"男孩"变成"男人"的新郎，都怀着兴奋而又紧张的心情，并对"洞房之夜"充满幻想，期待着那一刻。然而，当他真的面对妻子进行性接触时，却往往会表现得不尽如人意。这就是所谓的新婚勃起功能障碍。据统计，夫妻第一次性生活时遭遇尴尬的情况很常见，其中一些男性可能出现阴茎不能勃起的问题。无疑，这种遭遇会给"当事人"的心理和夫妻感情投下阴影，在此后的性生活中，新郎会背上心理"包袱"，生怕性生活再出错，而新娘也产生了抵触情绪，反过来又影响男方的"发挥"，于是形成恶性循环。

临床上，新婚勃起功能障碍很常见，其带给患者及其家庭的冲击很大。那这种情况是否非常严重呢？根据笔者的诊疗经验，在新婚勃起功能障碍患者中，有3%~7%确实存在发育异常或某种影响性功能的疾病，但绝大多数新婚勃起功能障碍患者只是因为性经验不足或没有很好地把握性交时机，且因为头几次尝试性交不成功影响了自信，最终导致性生活屡次失败，有的人甚至离婚了。

事实上，绝大多数新婚勃起功能障碍患者不存在健康和情感方面的问题，多由缺乏性经验和性知识所致。在治疗上，患者可接受心理咨询，解除焦虑情绪。同时，最好能说服妻子积极配合治疗，因为性生活是由男女双方来完成的。本例患者的妻子可能需要请心理咨询师或妇科医生诊治，排除心理和身体问题。此外，患者还需要配合其他治疗方法，如口服磷酸二酯酶5（PDE-5）抑制剂（如西地那非、他达拉非等）或阴茎内直接注射血管活性药物等。药物治疗能让男性的阴茎在短期内迅速勃起，实现与妻子的性结合，这对增强男性的自信心、消除性焦虑有很多益处。实际上，经过治疗，90%以上新婚勃起功能障碍患者可在短期内恢复正常。

（高　明　西北妇女儿童医院）

14 阴茎勃起后阴茎头的硬度不如以前该怎么办？

问题：

我今年35岁，性生活尚可，但阴茎勃起后感觉阴茎头的硬度远不如10年前，请问这是不是病了？

回答：

这个问题应该分2个方面看。

一方面，随着年龄的增长，男性阴茎的勃起硬度是走"下坡路"的，阴茎头其实并不应该是阴茎最硬的地方。大多数男性在进入青春期后逐渐有了性意识，并且无论是自发性勃起还是刺激下有意识的勃起，都在这个时期开始出现。大多数男性在青春期至 20 岁时阴茎的勃起功能最强，很容易勃起且硬度很高。随着年龄的增长，男性的勃起功能逐步下降，虽然说大多数男性到中年也还"足够"完成性生活、阴茎在有性刺激时还能够硬起来，但无论是阴茎勃起的诱发还是硬度，都会明显下降。

另一方面，阴茎并不是每个位置在勃起时都会硬起来。阴茎勃起的本质是充血（有血流灌注到阴茎内），真正充血的位置是阴茎海绵体，男性阴茎的左上方和右上方各有一条阴茎海绵体，外面覆盖着皮肤和一些皮下组织。男性的阴茎内其实还有一条海绵体，称为尿道海绵体，位于阴茎下方，是用来排尿、射精的，这一部分就不会勃起。阴茎海绵体勃起后，覆盖的皮肤其实也不会勃起。此外，阴茎海绵体距离阴茎头的皮肤也有一定距离，阴茎头最远端的皮肤也不会勃起。男性在阴茎勃起后是通过"触摸"来感受硬度的，那么显然是隔着皮肤、皮下组织来体会的。阴茎海绵体本身的硬度在各个位置差别不大，如果说摸起来哪里最硬的话，一般是阴茎背面两侧的部分。

（方　冬　北京大学第一医院；

刘建家　广州医科大学附属第六医院/清远市人民医院）

15 | 阴茎勃起角度变小，是性功能出问题了吗？

问题：

我今年 40 岁，阴茎勃起后硬度尚可，且能够完成性生活，但感觉现在勃起后角度比以前变小，请问这是不是阴茎勃起功能障碍？阴茎勃起到什么角度才算正常？

回答：

其实，很多男性都想知道阴茎勃起时角度多大才算正常。

阴茎勃起后与躯体形成的角度称为勃起角度。男性阴茎勃起是性生活进行的必要条件，但每个男性阴茎勃起的角度各不相同。阴茎是由背侧的 2 条阴茎海绵体和腹侧的 1 条尿道海绵体组成的。阴茎勃起时，进入阴茎海绵体的血液增多，而流出的血液减少，海绵体内压增加，呈现阴茎勃起，从下垂状态向上翘起。若以站立时大腿纵轴为 0°，部分男性的阴茎勃起角度大于 90°（多为 120°~130°），约 20% 男性的阴茎勃起角度等于 90°，还有 5% 男性的阴茎勃起角度小于 90°。无论男性的阴茎勃起角度是多少，只要勃起后能维持足够的硬度，且能成功完成性生活并获得性满足，就属于正常。

一般男性在 20 岁左右阴茎勃起角度最大，且年龄越大，阴茎勃起角度越小，这可能与阴茎海绵体内维持勃起的压力大小或阴茎韧带逐渐松弛有关，但是由于男性个体的差异及体质、情绪等变化，同一年龄段的男性或同一个男性在不同的情况下勃起角度大小也有较大差异，故不能一概而论。事实上，男性只要能够顺利完成性生活，就不必去追求达到某种阴茎勃起角度，更谈不上勃起功能障碍了。

（滕志海　河北医科大学第二医院）

16 自慰时阴茎硬度下降，是勃起功能障碍吗？

问题：

我今年 40 岁，已经很久没有性生活了，最近没晨勃，自慰时感觉阴茎的硬度比以前下降，有时候还没射精就疲软了。我看到有文章说，勃起功能障碍是通过性生活来评估的，那我没有性生活，也算勃起功能障碍吗？

回答：

根据问题中的描述，这可能属于无性生活勃起功能障碍。

目前，勃起功能障碍研究的参考对象主要为已婚及有规律性生活的男性。但在男科门诊有这样一个群体，自诉勃起功能减退，但又没有性生活或近 6 个月无性生活，临床将这种情况称为无性生活勃起功能障碍。

国内张志超教授将无性生活勃起功能障碍定义为男性超过 6 个月无性生活且阴茎勃起硬度下降、勃起时间缩短，因缺乏勃起信心而无法尝试性生活。无性生活勃起功能障碍主要表现为夜间勃起功能减弱，在视觉和听觉性刺激下、异性相处情况下及自慰时勃起功能减退等，且患者常伴有失败的婚姻生活或性生活失败经历。

此类患者经过检查后发现以心理性勃起功能障碍最常见。因此，纠正认识、增加性爱经验、放松心态很重要。如果患者近期工作压力较大、情绪紧张，适度调节情绪、规律作息、健康饮食，对于勃起功能障碍可以起到缓解作用。患者可以配合药物如 PDE-5 抑制剂（俗称伟哥）来调整自发性勃起，恢复自信。

（苏艺峰　袁轶峰　湖南中医药大学第一附属医院）

17 | 晨勃减少，是不是勃起功能障碍？

问题：

我最近很苦恼，以前早上醒来后发现阴茎处于勃起状态，但最近一段时间晨勃减少，请问这是不是勃起功能障碍?

回答:

晨勃是指成年男性在早晨时阴茎无意识地自然勃起（不受情景、动作、思维控制）。晨勃是成年男性正常的生理现象。

正常成年男性的阴茎在性刺激和某些外界刺激下会勃起，最明显的是早晨清醒前时常会出现阴茎勃起。所以，一些男性早晨看到阴茎勃起就会特别开心；有的男性一旦早晨发现阴茎没有勃起，就怀疑自己患了勃起功能障碍，于是忧心忡忡，过度焦虑并过度关注晨勃，之后便会发现晨勃现象越来越少，这是一种可怕的恶性循环，因为心理上的不安会导致生理上的不健全，而生理方面的问题又会诱发心理上的进一步不安，如此往复，情况越来越坏。如果男性性生活的频率和性交时阴茎勃起的硬度没有问题，只是偶尔发现没有晨勃现象或晨勃现象不明显，则无须担心，这属于正常现象，有可能阴茎有正常的晨勃，但自己没发现而已，也有可能是夜间出现勃起。

如果男性有性生活，自觉勃起硬度、勃起持续时间明显降低，且较长时间（2个月及以上）没有晨勃，则建议及时到正规医院就诊。

哪些原因会使晨勃现象减少或消失?

（1）年龄因素：在正常情况下，年龄对晨勃现象的影响比较大。男性从性成熟开始，年龄越小，晨勃的次数越频繁，持续时间越长；随着年龄的增长，晨勃也逐渐减少或消失。

（2）疾病因素：晨勃现象的减少或消失可能是某些疾病导致的，如糖尿病、冠状动脉粥样硬化性心脏病、高血压、高脂血症、结核病、恶性肿瘤、腰椎间盘突出症、脊髓损伤及前列腺炎等。

（3）药物因素：抗肿瘤药物、抗高血压药物、降糖药物、抗酸药物、镇静药物等可能会使晨勃频率减少。

（4）睡眠因素：睡眠时间充足与否和睡眠质量好坏可不同程度地影响晨勃，晨勃消失可能是由于过度劳累所致，故男性要注意保持良好的睡眠。

（5）精神因素：严重的精神创伤、悲愤过度、精神抑郁、夫妻感情不和睦等可使晨勃明显减少。

（6）不良的生活习惯：长期嗜烟酒、饮食没有规律、长期频繁自慰、长期熬夜等不良的生活习惯均有可能导致男性晨勃减少或消失。

（7）其他因素：如内分泌因素、垂体功能减退及环境污染等，也可使晨勃频率减少，甚至消失。

（李　博　袁轶峰　湖南中医药大学第一附属医院）

18 | 勃起功能障碍也是一种慢性病吗？

问题：

我知道高血压、糖尿病、高脂血症都属于慢性病，我曾去男科门诊就诊，医生告诉我勃起功能障碍也是一种慢性病，请问是这样吗？

回答：

首先，来谈一下勃起功能障碍（俗称"阳痿"）的基本概念。随着时代的发展和思想观念的改变，人们对于性话题不再像从前那样忌讳。不过谈及男性性功能方面的问题，大部分男性还是讳莫如深，甚至出现相关症状也是自行到药店购买药物或进补汤药，往往导致忽略了心脑血管疾病等慢性病的早期警报信号。男科医生提醒，勃起功能障碍被称为男性健康的"风向标"，请男性勿大意忽略。

男性如果患有心脑血管疾病等慢性病，勃起功能障碍的发生率会比正常人群明显增加。此外，勃起功能障碍是某些慢性病如心脑血管疾病、糖尿病、高血压等的预警信号。在这些疾病还没有出现典型症状时，男性患者往往会先出现勃起功能障碍。由于阴茎海绵体动脉血管的管径比心血管、脑血管的管径更细，且较为敏感，即使只是堵塞少许，进入阴茎的血流也不充足，男性患者很容易就发觉性功能下降，而心脑血管疾病的典型症状往往到中后期才会暴发出来。

因此，男性应该格外关注自己的阴茎勃起状况，尤其是40岁以上的男性，发现问题应及早到正规的医疗机构就诊并治疗。若患者自行购买药物并服用，除了对疾病本身的治疗起不到作用之外，还会错过早期发现其他疾病的最佳时间。

（赵善超　南方医科大学南方医院）

19 糖尿病和高血压会影响性功能吗？

问题：

我今年45岁，最近1年性生活时总感觉力不从心，对自己的阴茎勃起硬度不满意，我之前没有男科方面的疾病，但患有高血压近10年，患糖尿病也有7~8年，我在网络上查阅资料，听说高血压、糖尿病会影响性功能，请问这是真的吗？

回答：

如果患者以前没有男科疾病史，确实需要考虑是否为高血压、糖尿病引起的性功能减退。高血压、糖尿病号称心脑血管疾病的"两大元凶"，对全身血管有不可逆的损伤，可导致血管变硬、调节功能下降及血流减少。其中，糖尿病还会损伤外周神经。阴茎勃起的主要步骤为男性的感官（视觉、听觉、嗅觉、触觉及味觉）或思想受到刺激而产生性欲，中枢神经系统（大脑）传递神经冲动至阴茎神经，使阴茎动脉扩张，血流量增加，阴茎充血，耻骨海绵体肌收缩从而使阴茎勃起。长期的高血压、高血糖损伤血管和神经后，自然就会影响性功能。此外，还有部分男性会因高血压、糖尿病而出现精神负担，总觉得自己得了这个病就"不行"了，但事实并非如此！

高血压、糖尿病患者可以主要从3个方面去控制。

第一，管住嘴，禁止吸烟，少饮酒。

第二，迈开腿，多进行有氧运动，减轻体重，减少脂肪堆积。

第三，按时服用降压药物、降糖药物，一定不要吃几天停几天，换药、停药一定要咨询医生。

上述措施虽不能挽救高血压、糖尿病对机体已经造成的损伤，但可以干预疾病进展，维护性功能。

如果患者的性功能已经受到高血压、糖尿病的影响，在治疗高血压和糖尿病的同时，患者也需要去正规医院的男科就诊，完善相关检查，评估性功能受损的严重程度，然后制订个体化治疗方案，维护性功能。

（傅显文　袁轶峰　湖南中医药大学第一附属医院）

20 得了冠状动脉粥样硬化性心脏病，还能有性生活吗？

问题：

我今年52岁，3年前确诊冠状动脉粥样硬化性心脏病，医生要求我一定要静心休养，尽量不要做任何活动量大、活动幅度过大的体力工作，从那以后，我很怕和妻子过性生活，但是我才50岁出头，难道就要为此终结我的性生活了吗？

回答：

不得不承认，性生活需要耗费体力。

冠状动脉粥样硬化性心脏病患者在性交过程中可因神经兴奋、心率和呼吸加快，导致血压升高，诱发心肌缺血、缺氧，进而导致胸闷、胸痛及心律失常。因此，不稳定型心绞痛或合并心功能不全的患者进行性生活是不利的，要慎重。一般来说，男性急性心肌梗死后4~8周应禁止性生活，但慎重并不是绝对不能，可以适当进行性生活。

有研究表明，性活动并不比日常活动（如一般行走、爬楼梯）需要更多的能量，对于有冠状动脉粥样硬化性心脏病但无心力衰竭或心律失常并发症的患者，可以适当进行性生活。此外，性生活是一种正常的性生理活动，对冠状动脉粥样硬化性心脏病患者而言，适度的性生活可促进心理健康，带来幸福感，增强自信心，对于提高生活质量大有裨益。

因此，男性得了冠状动脉粥样硬化性心脏病，也可以有性生活，但必须注意：①在性生活前 5~10 分钟含服 1~2 片硝酸甘油，以预防冠状动脉粥样硬化性心脏病发作。②在性生活过程中，若出现胸闷、胸痛、气短、心慌、头晕、出冷汗等症状，应立即停止性生活，并含服硝酸甘油或复方丹参滴丸、速效救心丸等，必要时尽快就医。③性生活时尽量采取患者被动、健康人主动的方式进行，以减缓劳累程度，减少耗氧量。④在过饱、情绪激动、疲劳时，患者应暂缓性生活；在过冷、过热及不适宜的环境，也应避免性生活。⑤心肌梗死患者在恢复性生活前应进行心脏耐力检查，如在踏车试验中能达到每小时 5~6km，没有出现心绞痛、心电图改变或血压异常升高的情况，则心脏可耐受性生活的活动量。

（朱文雄　袁轶峰　湖南中医药大学第一附属医院）

21 | 卒中患者是不是与性生活无缘了？

问题：

我丈夫今年患脑卒中，出院后左侧肢体一直不太协调，请问这种情况还能过性生活吗?

回答:

卒中患者是可以进行性生活的。卒中属于脑血管意外。虽然卒中可能导致一过性性欲低下,但其导致的器质性损害不一定会永久影响性功能。卒中后最常见的性行为改变是男性和女性的性活动减少及性欲降低,且性交频率、性交持续时间及性"前戏"均减少。

绝大多数卒中患者出现性欲减退或不敢过性生活的主要因素是心理因素。男性发生卒中后,59%～86%面临阴茎勃起问题。调查发现,卒中前后,男性对性生活的满意度由84%降至34%。

体力降低或肢体偏瘫引起的性生活不便也是一个原因。

因此,如果你的丈夫拥有性欲,应该多予以鼓励,帮助他免除心理恐惧,再加上你的主动配合,可以采取合适体位过性生活。如果你的丈夫性欲较低,夫妻间可以多沟通,看是否有必要到专科门诊找相关专家咨询,完善相关检查,采取药物治疗,来达到双方对性生活的协调一致。临床上,对于年轻的卒中患者更应注意这一点,妻子应多予以鼓励,以解除其不必要的心理负担。

(朱文雄　袁轶峰　湖南中医药大学第一附属医院)

22 | 老年慢性支气管炎患者还能过性生活吗？

问题：

我今年 58 岁，患有慢性支气管炎，妻子今年 40 岁，每次和妻子过性生活时我都没办法"全力以赴"，稍微用力就呼吸困难，请问我还能过性生活吗？慢性支气管炎会影响我的性功能吗？

回答：

一般来说，任何疾病都有可能会影响性欲和性功能，但这种影响在多数情况下是短暂和可逆的。

很多老年慢性支气管炎患者在性唤起和性活动准备期间会出现呼吸频率和深度的改变，有时可造成呼吸困难，就很容易被误认为是哮喘发作。再加上长期慢性病带来的抑郁、焦虑等情绪，都有可能影响性功能。但从能量消耗的角度来看，性生活相当于在街上轻快地散步，如果老年慢性支气管炎患者可以轻快地散步，那么就有能力完成性生活。

约 50% 患有呼吸系统疾病的患者都认为疾病影响了自己的性功能，害怕性生活时发生呼吸困难，明显地阻碍自己性生活时的发挥。

此外，老年慢性支气管炎患者常进行药物治疗，如茶碱、交

如何增强男性性功能

感神经兴奋性支气管扩张剂、糖皮质激素等，可能会使患者易激惹。长期应用糖皮质激素及慢性缺氧可造成患者识别能力下降、记忆能力受损。疾病本身及药物的不良反应也可造成更多的性功能障碍。如果药物引起勃起功能障碍、逆行射精和性欲降低等不良反应，呼吸科医生可以调整药物剂量和给药次数，有可能会减轻不良反应，恢复老年慢性支气管炎患者的性功能。

（朱文雄　袁轶峰　湖南中医药大学第一附属医院）

23 | 甲状腺功能异常，性功能也会异常吗？

问题：

我今年 40 岁，体检时发现甲状腺结节，去医院做甲状腺功能检测后诊断为甲状腺功能亢进症，这 2 年我觉得自己的性功能不如从前，很多时候性欲旺盛但阴茎勃起不好，请问这种情况和甲状腺功能亢进症有关吗？我的一个同事患有甲状腺功能减退症，聊天时他也说患病后出现勃起功能障碍。请问，甲状腺功能异常对性功能会有影响吗？

回答:

甲状腺功能异常会影响勃起功能。

甲状腺功能亢进症（简称甲亢）和甲状腺功能减退症（简称甲减）是甲状腺的常见疾病，属于内分泌系统疾病。甲亢和甲减均可导致勃起功能障碍，基本原因为性激素代谢障碍和失调。

甲亢易对患者的神经和精神方面造成影响。甲亢患者容易出现情绪激动、精神紧张、失眠及手颤。同时，甲亢患者的雌激素水平也会增加。这些可能是导致勃起功能障碍的主要原因。

数据显示，10%~20%的甲亢男性患者会发生性欲亢进，特别是病情较轻的患者。若男性在青春期患本病且同时伴性欲亢进，有可能会被误诊为精神障碍。30%~40%的甲亢患者会出现勃起功能障碍。甲亢的一个显著特征是引起患者精神或情绪发生明显变化，这也可能是患者发生性功能变化的一个原因。甲亢患者的焦虑和抑郁情绪会影响性功能，使其性欲低下。积极治疗甲亢能改善性功能障碍，必要时医生可给予患者心理干预和支持。

甲减患者在临床上往往表现为代谢降低，影响性欲及阴茎的血供，导致发生勃起功能障碍。其原因是患者的睾酮及睾酮结合蛋白水平降低，催乳素水平增加。勃起功能障碍的发生可能与全身蛋白合成障碍导致的睾丸曲细精管退行性病变及间质细胞减少有关。

据报道，80%的甲减男性患者性欲减退，40%~50%有不同程度的勃起功能障碍。如果出现这样的情况，不要担心，积极治疗基础疾病是前提。然后，医生需要对患者进行心理干预和支持，减轻患者的心理负担。适当使用治疗勃起功能障碍的药物可增强患者的自信心。

总体来说，甲状腺疾病易导致勃起功能障碍的原因就是雌激素和雄激素水平失衡，雌激素及催乳素水平增加，雄激素相对或绝对不足。对于这类患者，医生应注重原发病的治疗，只有甲亢或甲减得到控制后，勃起功能障碍的治疗才有希望。

（袁轶峰　湖南中医药大学第一附属医院）

24 | 尿毒症患者还能有性生活吗？

问题：

我是一名尿毒症患者，现在定期做血液透析，自从确诊尿毒症后，我就一直不敢过性生活，性功能也有所下降，平时基本没有性欲，请问性生活会对我的病情有影响吗？我还能过性生活吗？

回答：

上述问题中的情况在临床上并不罕见。尿毒症患者是可以过性生活的。

首先，尿毒症不是一个独立的疾病，而是各种晚期肾病共有的临床综合征，是慢性肾衰竭的终末阶段。尿毒症患者毒素蓄积，可导致心血管、胃肠道、血液、神经、呼吸、内分泌及皮肤等多系统及脏器的功能出现异常。临床上，性失调加重、性欲降低，性交频率减少及性高潮缺乏已成为尿毒症患者不可忽视的问题。就算是定期做血液透析，很多尿毒症患者也依然存在这些问题。许多尿毒症患者的性功能在肾移植后得以改善，但是仍有20%没有恢复。

除了针对尿毒症本身进行积极有效的治疗外，如果患者有血钾低下和缺锌的情况，可试用替代补充治疗。一些文献曾报道，长期服用枸橼酸氯米芬可纠正男性尿毒症患者的睾酮水平，并能增加性欲、改善性功能。

如果尿毒症患者肾移植后性功能仍无改善，心理治疗和性治疗则更重要。因为这不仅是疾病本身的原因，心理因素也是不容忽视的一部分。建议尿毒症患者在性生活前对自己进行心理疏导，在性生活刚开始时不要有心理压力，尽量把自己当作正常人，这样可有效提高自己的性功能。

关于性功能的问题，建议尿毒症患者找专业的医生结合自身病情进行调理，切不可盲目用药。

综上所述，尿毒症患者只要积极配合治疗，减轻心理压力，使用药物提升性功能，是有机会拥有性生活的。

（袁轶峰　湖南中医药大学第一附属医院）

25 前列腺炎会不会影响性功能？

问题：

我最近夜尿有点多，一晚上要起来5~6次，去医院检查后诊断为前列腺炎，最近性生活也不太好，时间比以前短，阴茎勃起硬度也不如以前，请问前列腺炎会不会影响我的性功能？

回答：

临床上，性功能下降的原因是非常复杂的。但总体来说，前列腺炎可能会对性功能造成不良影响，但不一定会导致性功能下降。

前列腺炎是一种发生率高、临床症状复杂、治疗棘手的疾病。约50%的男性都会遭遇到前列腺炎的困扰。

性生活是一个全身性功能活动的过程，包括神经系统的调节、性激素分泌的调节及盆腔血管系统供血量增加的调节。其中，前列腺充血、逼尿肌紧张性调节及精囊、射精管等器官的协同紧张性提高，是多种功能激动的表现。这一过程使前列腺的功能活动很活跃。大部分前列腺炎患者会有下腹部和会阴部疼痛，性生活后总有不适感，这些不适感会对患者的心理造成不良影响，导致性欲减退。

问题描述中，患者夜尿次数增多，睡眠质量会受到影响，继而影响人整体的精力。并且，前列腺炎患者的心理问题不容忽视。前列腺炎的治疗周期长、易复发，患者容易产生焦虑、抑郁、自卑等心理问题，长期会影响夫妻关系，性功能当然也会受到影响。因此，前列腺炎的治疗不仅是对症治疗，必要时也可寻求精神科医生进行心理疏导。

（沈　磊　袁轶峰　湖南中医药大学第一附属医院）

26 脑肿瘤为什么会影响性功能？

问题：

我今年44岁，有2个孩子，近1年发现性欲下降，偶尔有轻微头痛，现在完全无法勃起，吃了许多具有补肾壮阳功效的药物都没有作用，而且胡须也没有以前那么浓密了，性激素检查发现催乳素水平增加、雄激素水平下降，请问这是什么原因？

回答：

根据问题中的描述，建议患者做头部磁共振成像（magnetic resonance imaging，MRI），排除垂体瘤。人类的脑垂体是一个重要的内分泌腺体。垂体瘤可以引起性功能下降、睾丸萎缩、少精或无精。雄激素受脑垂体和下丘脑调节，下丘脑、垂体及性腺激素之间存在相互联系、相互制约的复杂关系，它们一起控制和调节生殖活动，称为下丘脑-垂体-性腺轴。

据报道，约60%的垂体瘤患者存在性功能障碍，但实际情况要远高于这一数字。垂体瘤造成性功能障碍的原因主要有3个。

（1）垂体瘤对正常垂体组织的压迫及放射性治疗的损伤造成垂体功能低下，影响了人体内的下丘脑-垂体-性腺轴，导致促性腺激素分泌不足，进一步导致性腺功能低下。

（2）对于催乳素型垂体微腺瘤，女性患者表现为停经、泌乳、不孕，男性患者则表现为勃起功能障碍、性功能减退，这与高催乳素血症抑制促性腺激素的释放、降低垂体的反应并减少睾酮的生成有关。

（3）促肾上腺皮质激素型垂体瘤和生长激素型垂体腺瘤所引起的超重亦是性功能低下的原因之一。

下丘脑-垂体系统在维持人体内环境稳定和神经-内分泌功能方面起十分重要的作用，与体内的水和电解质代谢平衡、饮食摄入、生殖、免疫、行为、心理和衰老等生命活动关系密切。因而，当患者发生下丘脑-垂体病变时，临床表现具有多样性，主要表现为水、电解质紊乱，饮食摄入异常，体温调节障碍，生殖功能下降，生长发育异常等，影响患者的生活质量和生存期。

（袁轶峰　湖南中医药大学第一附属医院）

27 | 患了恶性肿瘤，性生活会受到哪些影响？

问题：

我今年55岁，上个月体检发现肿瘤标志物有几项偏高，具体结果还未出来，医生建议随访，而且我最近的性生活质量不太好，请问恶性肿瘤会影响性功能吗？

回答：

肿瘤可分为良性肿瘤和恶性肿瘤。恶性肿瘤可能造成长期慢性疼痛和身体虚弱，肿瘤的放疗、化疗及外科治疗都有可能对性功能产生不良影响。但恶性肿瘤对男性性功能的影响不只是肿瘤直接造成的，恶性肿瘤还可导致大多数患者产生巨大的精神压力，恐惧、忧虑、绝望时刻袭扰着他们。

阴茎、前列腺、睾丸、会阴部和骨盆区域的肿瘤会对生殖系统造成直接损害，可能影响男性的性能力。

即使肿瘤患者治疗成功，很多患者仍担心复发。如果治疗仅减轻了病情或延缓了疾病进展，患者仍可能生活在相当程度的疼痛中，并承受着继续治疗过程中的不良反应。在肿瘤晚期，患者的生活质量下降，失去运动能力、长期住院及死亡逼近的感觉可以完全破坏性功能。

生活中，肿瘤患者进行性生活仍然是有可能的。对于肿瘤患者的性活动，医生可以根据肿瘤本身和放化疗对性功能造成的影响进行治疗调整或对患者的性活动进行有效指导，但最有效的措施还是前期预防。很多男性由于工作压力大，就算身体有什么不适，也不喜欢去医院，选择"忍一时风平浪静"，以致肿瘤确诊时间往往较晚，疗效较差。

因此，建议这位患者积极复查、按时体检。男性 50 岁后，建议每年查 1 次前列腺特异性抗原，可以尽早诊断前列腺癌，避免恶性肿瘤的治疗延误。

（袁轶峰　湖南中医药大学第一附属医院）

28 | 亚健康状态也会造成性功能下降吗？

问题：

我今年 24 岁，在互联网行业工作，平时很忙，经常熬夜加班，还要陪领导应酬，经常喝酒，感觉最近 1 年多身体很疲惫，提不起精神，甚至出现心慌感，回家只想睡觉，好几次与妻子性生活也不顺利，性功能明显下降，但去医院检查也没有发现异常，医生说我属于亚健康状态，请问我该怎么办？

回答：

现在有很多年轻人都处于亚健康状态。身体亚健康不能说是疾病，它是介于躯体健康和躯体疾病之间的状态。亚健康状态的临床表现以疲劳或睡眠觉醒节律紊乱、躯体症状为主，包括疲乏、失眠、头晕、头痛、食欲缺乏、心慌、胸闷及性欲减退等。

那么既然没有患病，为什么亚健康男性的性功能会减退？性功能与亚健康又有什么关系？

性行为是一种从中枢到周围、从全身到局部、从心理到生理的联动机制和复合行为。阴茎的勃起过程主要包括神经冲动的传递和血管调节，亦受神经中枢、心理、激素水平等多重因素调控。

工作、生活压力大使人们的机体常处于躯体和心理的应激状态中，即亚健康状态，在这种状态下，个体可出现多个系统的自觉不适感或功能异常，其中就包括勃起功能障碍。因此，勃起功能障碍既是一种临床症状，又是一种疾病，可以反映一个男性心理、生理的健康水平。

通常来说，以前身体很好的年轻男性在体检时也没发现什么异常，出现短期的勃起功能减退不必过度紧张，可能只是处于亚健康状态，调整好心态和生活习惯，是可以慢慢恢复的。但如果经过一

如何增强男性性功能

段时间的调理还没有恢复，就一定要重视，应去正规医院就诊，在男科医生的指导下完善相关检查，排除一些器质性疾病。

（傅显文　袁轶峰　湖南中医药大学第一附属医院）

29 | 哪些药物可能影响性功能？

问题：

我前段时间因为胃炎住院了，医生给我开了很多药物，之前我患过勃起功能障碍和早泄，请问这些药物会不会影响我的性功能？

回答：

临床上影响性功能的药物有很多。按照用途分类，具体如下。

（1）抗精神病药物：一些抗精神失常药物，如氯丙嗪、氟奋乃静、三氟拉嗪、氟哌啶醇、氨磺必利、氯普噻吨、氟哌噻吨、氯氮平、奥氮平、利培酮、齐拉西酮及喹硫平等，还有一些抗抑郁症药物，如异丙肼、苯乙肼、苯环丙胺、吗氯贝胺等，均可导致男性射精延迟或不能射精，大剂量可导致勃起功能障碍。阿米替林、氯丙咪嗪、丙咪嗪、去甲丙咪嗪、马普替林、米安舍林及多塞平等均可导致性欲减退、勃起功能障碍及男子乳房发育症。氟西汀、帕罗西汀、度洛西汀、舍曲林、西酞普兰及奈法唑酮等均可导致性功能障碍。

（2）抗高血压药物：几乎所有的降压药物都与勃起功能障碍有关。包括：①中枢性降压药，如可乐定、甲基多巴；②去甲肾上腺素能神经阻滞剂，如利血平、胍乙啶；③肾上腺素受体阻断剂，如吲哚拉明、哌唑嗪、普萘洛尔及阿替洛尔等；④钙拮抗剂，如硝苯地平、尼莫地平及氟桂利嗪等；⑤血管紧张素转换酶抑制剂，如卡托普利；⑥血管扩张剂，如肼屈嗪、米诺地尔等；⑦利尿降压药物，如氢氯噻嗪、环戊噻嗪、苄氟噻嗪、螺内酯、呋塞米及布美他尼等。

（3）降血脂药物：如安妥明、非诺贝特、苯扎贝特及辛伐他汀等，都可能影响性欲及造成勃起功能障碍。

（4）抗组胺药物：也就是人们平时所说的抗过敏药，如苯海拉明、异丙嗪、赛庚啶、氯苯那敏，可引起性欲减退。西咪替丁和雷尼替丁可引起勃起功能障碍、性欲减退、乳房肿痛、溢乳。

（5）抗胆碱能药物及质子泵抑制剂：即提问者此次需要服用的药物，能不同程度地影响男性性功能，特别是质子泵抑制剂奥美拉唑对男性性功能的影响具有双重性，既可使阴茎持续勃起，也可导致阴茎勃起困难。但提问者所使用的治疗剂量对性功能的影响可以忽略不计。

（6）治疗前列腺增生或前列腺癌的药物：如非那雄胺、依立雄胺、度泰利特可导致性功能障碍，戈舍瑞林、氟他胺等可导致勃起功能障碍、性欲下降及男性乳房增大。

（7）解热镇痛药物：这类药物有一部分是生活中通俗说的感冒药。其中，吲哚美辛、非那西丁、保泰松及阿司匹林长期大量应用都可能导致性功能障碍。

还有一些抗菌药物（异烟肼、乙胺丁醇等）、强心苷类药物（洋地黄、地高辛等）会影响男性性功能。成瘾物质如酒、尼古丁、海洛因、可卡因、大麻、美沙酮等，也会对男性性功能造成影响。

（袁轶峰　湖南中医药大学第一附属医院）

30 勃起功能障碍应该做哪些检查？

问题：

我今年 40 岁，患勃起功能障碍约 1 年，请问我应该去医院做哪些检查？

回答：

勃起功能障碍的检查必须根据患者的具体情况和相关危险因素进行个性化选择。

有条件的患者首选 Rigiscan 检测。美国 Rigiscan 检测仪是公认的用于鉴别心理性勃起功能障碍和器质性勃起功能障碍比较客观的方法，是诊断勃起功能障碍的金标准。其可以 24 小时动态监测阴茎的勃起次数、勃起持续时间、勃起硬度及膨胀度等，且有无创、无痛、无漏诊等优点。同时，其以图形和表格形式直观地显示阴茎根部和头部的硬度、膨胀度。

勃起功能障碍患者在就诊时，首先需要进行体格检查，重点是第二性征、生殖系统及局部神经系统。50 岁以上的患者可以进行直肠指检。如果患者既往 3~6 个月没有测量血压和心率，应重新测量血压和心率。此外，患者还需要做实验室检查，包括检查空腹血糖、血脂、总睾酮；必要时，可查性激素全套，以及血常规、生化常规、糖化血红蛋白及甲状腺功能等。对于 50 岁以上的患者或怀疑为前列腺癌的患者，建议检查前列腺特异性抗原。

虽然大多数勃起功能障碍患者可能无法通过上述检查获得准确判断，但可借此发现引起勃起功能障碍的部分原因及潜在疾病。此外，临床还有阴茎海绵体注射血管活性药物试验，可提示受检者动脉充血功能和静脉闭塞功能是否正常。如果上述功能不正常，患者需要做阴茎彩色多普勒超声检查。勃起功能障碍患者的神经检查主要包括阴茎感觉阈值测定、球海绵体反射潜伏期测定、阴茎海绵体肌电图、躯体感觉诱发电位检查及括约肌肌电图等。

对于勃起功能障碍初诊患者，通过详细的病史询问、体格检查和基本的实验室检查，大多数可以明确诊断而实施相关治疗。每个医生会根据患者的不同症状选择不同的检查项目。

（龙柳芽　袁轶峰　湖南中医药大学第一附属医院）

31 | 勃起功能障碍能治愈吗？

问题：

我患有勃起功能障碍，但我才 25 岁，为此感到十分苦恼，请问勃起功能障碍可以治愈吗？

回答：

勃起功能障碍是一种同时影响生理和心理的慢性病，其治疗需要综合考虑教育程度、社会背景、家庭状况等社会因素，以及疗效、安全性、费用和患者及其配偶的偏好。治疗原则为通过个体化的综合治疗使患者获得满意的性生活。治疗目标是纠正危险因素，治疗原发性疾病，改善勃起功能，使患者获得满意的性生活。勃起功能障碍常被分为器质性、心理性和混合性 3 种，大多数为混合性勃起功能障碍。每例患者需要通过一系列专业的评估，来明确勃起功能障碍的原因，从而选择相应的治疗方案。大多数勃起功能障碍是可以被治愈的。

勃起功能障碍的治疗方案包括基础治疗、口服药物治疗、物理治疗、海绵体内血管活性药物注射、经尿道给药、手术治疗及中医药治疗等。具体的治疗方案根据患者的具体病情而定。心理性勃起功能障碍的治疗效果最佳，是可以被治愈的。器质性勃起功能障碍需要评估病因，并根据病情进行相应的治疗，多数患者是可以恢复正常的。

建议本例患者去正规的医院就诊，在男科医生的指导下进行病情评估，选择相应的治疗方案，切忌自行或随意听信他人进行不正规的治疗，导致错过最佳的治疗时期。

（吴　畏　合肥市第二人民医院）

32 勃起功能障碍不治疗，能自己恢复正常吗？

问题：

我之前被诊断为勃起功能障碍，医生要给予药物治疗，我拒绝了，我还年轻，如果注意下生活习惯，是不是就能自己恢复呢？

回答：

勃起功能障碍按病因可以分为器质性、心理性和混合性 3 种。器质性勃起功能障碍是由于男性自身有其他系统或器官的慢性病造成的，这类勃起功能障碍在不治疗自身疾病的前提下是不太可能自己恢复的。但心理因素造成的勃起功能障碍往往是因为自身心理对性出现了恐惧、焦虑、自卑等负面情绪导致的，这类勃起功能障碍在病情较轻时进行一定的心理疏导，通过几次成功的性交可以自己恢复，只是效率和成功性都无法保证，故医生更推荐"心病药治"，采用药物辅助下的心理治疗，使得治疗效果事半功倍。而且，有的患者认为自己是心理性勃起功能障碍，静静等待病情好转，却不知自己可能是混合性勃起功能障碍，自身也存在一些器质性问题，导致错过了最佳的治疗时间，不仅影响了性生活的质量，还给之后的治疗增加了难度。"早发现、早治疗"，男性患者无须难以启齿，也不要太期待不医自愈，积极面对才是正确的选择。

（王家雄　杨慎敏　苏州市立医院）

33 | 吃了不少具有"壮阳"功效的食物，
为什么没有效果？

问题：

我最近很烦恼，近2年对和妻子的性生活不太满意，坚信"以形补形""药膳同功"，没少吃各类坊间传闻的"壮阳"食物，包括牛鞭、狗鞭、泥鳅及各类壮阳食物泡的药酒，甚至有一段时间专吃这一类食物，但对性生活还是不满意，近期有时甚至出现了性欲减退、阴茎勃起困难，"壮阳"食物为什么没效果？

回答：

如果男性的膳食结构不合理，吃再多的"壮阳"食物也没有用。笔者曾遇到过类似病例，通过详细询问其"饮食疗法"，得知近2年该患者日常饮食以糖类、肉类食物为主，每餐佐以至少一小杯"壮阳"药酒，结果体重从75kg增加到了90kg（他身高约175cm，体重指数由24.5增加到29.4）。另外，该患者还有十多年的烟龄，每天会吸半包烟以上。经过详细的问诊和查体后，该患者进行了抽血化验，发现其血脂已超标，总胆固醇为6.17mmol/L，三酰甘油为2.30mmol/L。可见，其"饮食疗法"并不科学，长期这种饮食反而容易引起勃起功能障碍。另外，长期吸烟、嗜酒也会"雪上加霜"！

　　不合理的膳食更容易导致勃起功能障碍。一般情况下，摄入含过多能量的食物，如上述患者这样高糖类、高脂肪的不均衡膳食，常易诱发超重，往往还会导致高脂血症，长期下去还可能诱发糖尿病。

　　那么，上面提到这些因素和勃起功能障碍到底有没有确切关系？一项研究提供了证据。该研究对 570 名美国中年男性随访长达 25 年，结果发现，超重、高胆固醇或高三酰甘油、吸烟、酗酒等因素与发生勃起功能障碍显著相关。关于糖尿病和勃起功能障碍的关系，许多调查研究均表明，糖尿病患者比正常人群更易出现勃起功能障碍，发生率约是正常人群的 3 倍以上，且 75% 以上的糖尿病患者存在勃起功能障碍。超重、高脂血症、糖尿病、吸烟及酗酒等危险因素导致勃起功能障碍的发病机制比较复杂，与阴茎血管和神经损害、内分泌代谢失调及心理因素等都有一定关系。

　　综上所述，长期不合理膳食可能引起超重、高脂血症、糖尿病等"富贵病"，再加上吸烟、酗酒等不良嗜好，更易引发勃起功能障碍。

（赵善超　南方医科大学南方医院）

34 食用动物生殖器可以增强性功能吗？

问题：

我今年 35 岁，家乡冬季有吃动物生殖器（俗称"鞭"）的传统，认为可以增强性功能，请问这是真的吗？

回答：

男性"壮阳"的热潮一波接一波，似乎从未衰退过，在诸多补品中，"鞭"类产品一直受到男性的追捧。民间有"以形补形"的说法，认为食用动物生殖器可以壮阳，提高男性的性功能。那么以形补形，是有理有据，还是荒诞不经？

唐代医药学家孙思邈发现，动物内脏和人类内脏无论在组织形态上还是在功能上都十分相似，这就是中医食疗中一个很重要的法则，即"以形补形"。从临床上看，"以形补形"在一些病症的治疗上是可以得到较好效果的，如中医主张肝开窍于目，故吃动物肝能明目。牛鞭、羊鞭、驴鞭是动物的生殖器官，自古以来人们提起各种"鞭"类，马上会联想到壮阳补肾，认为是大补食材，吃了效果肯定好。这种想法已经根深蒂固。事实上，真的有这么神奇吗？

生活中，并不能否认各种"鞭"类的营养价值，因为其含有丰富的胶原蛋白，有的甚至达到98%。但说"鞭"类壮阳就有夸大的嫌疑。人们对于动物"鞭"壮阳的功效要有一个正确的认识，食补的效用都是慢性的，短期内难有明显的效果。并且，想单纯依靠动物"鞭"食补来治愈勃起功能障碍等疾病的想法是不切实际的。因为肾虚分为肾阳虚和肾阴虚等类型，不加区别地盲目食补可能伤身。肾阴虚患者本就已经四肢燥热，尤其忌吃容易导致"上火"的食物。因此，在临床中可以看到有些肾虚患者吃"鞭"，却越补越差！

（高　明　西北妇女儿童医院；

李广森　成都中医药大学附属医院）

35 | 防治勃起功能障碍，应该怎样吃？

问题：

医生告诉我，吃"壮阳"食物不仅没有效果，反而可能有害，请问防治勃起功能障碍应该怎样吃？

回答：

不合理膳食诱发的各种后果使勃起功能障碍更易发生，那么如果按减肥餐、糖尿病餐饮食，是否有可能防治勃起功能障碍呢？

先来看看减肥餐、糖尿病餐是怎么吃的。《中国超重/肥胖医学营养治疗专家共识》（2016年版）指出，限能量平衡膳食具有减轻体重、降低脂肪含量的作用。所谓限能量平衡膳食，指的是控制糖类、饱和脂肪酸的摄入比例，保证蛋白质充足，增加蔬菜、水果、燕麦等富含膳食纤维的食物，适当补充微量营养素。《中国糖尿病医学营养治疗指南》（2013版）建议糖尿病患者采用低糖类、低脂肪、高膳食纤维饮食。

这样来看，如果要为防治勃起功能障碍制作一份菜单，原则上应达到"低脂多素"的要求。这就要提到备受人们推崇的"地中海饮食"了，其来源于地中海周边国家，如法国、意大利及希腊等，其并非一种固定食材的饮食方式，而是一种采用以水果（如樱桃、莓类、柑橘、葡萄、黑加仑）、蔬菜、坚果、五谷杂粮、鱼为主，少量红肉和精细谷物为辅的膳食理念。那么这份菜单的效果如何？有研究称，"地中海饮食"已被证实是一种健康的饮食方式，除了能降低全因死亡率外，还有助于改善男性勃起功能障碍。一项纳入215例2型糖尿病患者且随访了8年的研究（MEDITA试验）表明，"地中海饮食"能降低2型糖尿病患者发生勃起功能障碍的风险，并使已患勃起功能障碍的患者的恶化风险下降59%。因此，男性想要减少勃起功能障碍的发生风险，不妨试试"地中海饮食"。

异曲同工的是，在2016年发布的《勃起功能障碍中西医结合诊疗指南》中，中医学也提倡在辨证论治的前提下，勃起功能障碍患者的饮食应以清淡、清补之品为主，煎炒油炸、辛辣燥热之物宜禁忌或少食。下面介绍 8 种中医学认为有助于改善勃起功能障碍的食物。

（1）虾：味甘、咸，性温，有壮阳益肾、补精之功效。

（2）淡菜：富含蛋白质和各类微量元素等，味咸，性温，有温肾固精、益气补虚之功效。

（3）驴肉：俗话说"天上的龙肉，地上的驴肉"，其高蛋白质、低脂，性味甘凉，有壮阳、去烦之功效。

（4）牡蛎：富含微量元素和优质蛋白质，味咸，性微寒，有滋阴潜阳、补肾涩精之功效。

（5）鹌鹑：俗话说"要吃飞禽，还数鹌鹑"，中医学认为，其可补五脏、益精血、温肾助阳，男性经常食用鹌鹑可增强性功能并增力、壮筋骨。

（6）鸡蛋：鸡蛋是人体性功能的营养载体，有助于恢复元气。

（7）韭菜：古人又称其为起阳草，据分析，每 500g 韭菜中含蛋白质 10g 以上。

（8）枸杞子：味甘，性平，入肝、肾、肺经，有滋补肝肾、和血润燥、培元乌发等功效，是提高男性性功能的良药。但枸杞子有兴奋性神经的作用，性欲亢进者不宜服用。

那是不是靠吃就能轻松解决勃起功能障碍的烦恼了呢？显然不是这样的，合理的膳食结构只是起到"锦上添花"的作用，"求好医、用对药"才是最有效的方法。此外，男性还不要忘了戒烟、戒酒、多运动。

（赵善超　南方医科大学南方医院）

36 什么运动有助于改善男性性功能？

问题：

我现在勃起功能下降，不想吃药，医生建议我做运动，请问什么运动有助于改善男性性功能？

回答：

男性的阴茎勃起是一个非常复杂的过程，有心理、神经、激素及血管等多个系统参与，任何一个系统受到影响都会引起勃起功能下降。药物是最常用的治疗手段，规律的运动也是可选的治疗方式。规律的运动可以导致男性血清睾酮水平上升，减轻心理压力，减少焦虑和抑郁等不良情绪，改善体形，恢复自信心。

不同的运动形式，改善的目的不一样，如有氧运动可以改善血管内皮功能，抗阻力训练可以提高血清睾酮水平，搏击训练可以提高自信心，户外小组团体运动可以增加心理获得感等。

建议男性进行规律的中等强度有氧运动，有助于改善勃起功能。散步等轻度运动虽然对健康有益，但对于改善勃起功能有限。抗阻力训练可以改善形体，提高血清睾酮水平，但不要过度，一旦训练过度，会引起血清睾酮水平急剧下降，建议男性1周进行2次抗阻力训练。世界卫生组织建议的成人体育活动水平包括：1周2天的高强度全身抗阻力训练，1周2天的中等强度有氧运动，1周1天无氧与有氧相结合的小组团体运动。

1周运动计划可以最大限度改善勃起功能，见表2-1。

表2-1　1周运动计划

日期	运动	持续时间（分钟）	强度	具体运动方式
星期一	跑步	45	可变	户外间断训练
星期二	抗阻力训练	45	高度	全身训练
星期三	拳击	60	中度	分组拳击课
星期四	游泳	45	中度	泳池游泳
星期五	抗阻力训练	45	高度	全身训练
星期六	休息日	60		绿色公园内户外散步
星期日	休息日	60		绿色公园内户外散步

但有些运动，如长时间骑行，会压迫会阴部，引起前列腺甚至盆底充血，导致男性会阴部坠胀不适。一旦出现不适，男性会抵触性生活，甚至放弃，故不建议男性做会压迫会阴部的运动。

虽然运动可以改善男性的勃起功能，且有益于健康，但真正能坚持下来的人很少，故制订合理的运动计划，并在有效的监督下参与运动，或许可以达到事半功倍的效果。

（韩　虎　首都医科大学附属北京朝阳医院）

37 | 吸烟能够增强男性性功能吗？

问题：

我平时没别的嗜好，就喜欢吸几根烟，而且感觉吸烟时意气风发，工作时吸几根立刻感觉精神饱满，请问性生活前吸几根烟是不是可以增强性功能？

回答：

吸烟能否增强男性性功能，目前临床上没有数据支持。并且，吸烟是人类健康面临的严重公共卫生问题之一，也是很多慢性非传染性疾病的重要危险因素之一。吸烟10年以上的男性发生性欲低下的风险高于不吸烟的男性。烟草中的尼古丁也能导致性欲下降。吸烟不仅影响性欲，还对疾病的发生、发展有影响。吸烟可放大某些危险因素的作用，当吸烟者合并心血管疾病、精神障碍、高龄、使用激素和药物等危险因素时，患病的概率增高。

阴茎的勃起主要与体内激素水平、神经因素、阴茎动脉的血流速度、阴茎海绵体平滑肌的可舒张程度及阴茎静脉的关闭功能等相关。只要是能影响男性阴茎内动脉及阴茎外动脉的疾病，就有可能引起勃起功能障碍。最常见的动脉病变性勃起功能障碍的原因是动脉粥样硬化，吸烟正是其危险因素之一。

烟草中的有毒物质不仅影响男性的勃起功能，还会损伤睾丸，降低性激素水平。吸烟还可抑制脊髓等神经中枢，使男性的性欲减退。

更可怕的是，吸烟不仅影响男性的性功能，还可减少精子数量，影响精子质量，对于精子的外形、活动力及穿透卵子的能力均有影响，造成男性不育或胎儿畸形。尼古丁浓度越高，影响越大。

因此，为了自己和家人的健康，请尽早戒烟！

（袁轶峰　湖南中医药大学第一附属医院）

38　怎样才能恢复晨勃？

问题：

我最近感觉早上勃起次数减少，而且勃起硬度不如从前，请问这是勃起功能障碍吗？怎样才能恢复晨勃？

回答：

在门诊中，男科医生经常会遇到问题中描述的情况，患者自诉晨勃减少，甚至消失，担心自己的身体出了问题，急迫寻求如何能恢复晨勃。大多数情况下，这是一种生理自我调节的现象，但医生也要注意查找求诊者是否患有潜在的疾病，针对具体病因采取不同的方式来帮助患者恢复晨勃。

如果男性在结婚前出现这种情况，首先需要确认自己有没有不良习惯，如是否频繁自慰，其可导致阴茎反复充血勃起。阴茎在勃起后会有相对不应期，也就是说阴茎需要休息，不能一直或持续高强度下保持勃起状态，否则阴茎、盆底都会过度充血，引起盆腔坠胀不适。此时，夜间勃起减少或晨勃减少是一种自我保护行为。这种情况下，戒掉不良习惯，如减少自慰次数，男性一般能慢慢恢复夜间勃起或晨勃。此外，男性要注意自己是否患有包皮炎、尿道炎及前列腺炎等疾病，因为炎症刺激同样会引起性欲下降、晨勃减少，积极控制炎症、保持局部清洁对恢复晨勃也很重要。

如果男性在结婚后出现晨勃减少或消失，只要性生活正常，大部分情况是由于新婚伊始，夫妻双方处于甜蜜期，性生活比较频繁，导致晨勃减少。此时，男性只需要合理规划性生活，减少性交频次，晨勃自然会恢复。同时，男性也要排除一些潜在的内分泌疾病，如高催乳素血症、甲状腺功能减退症及高雌激素等，针对不同疾病采取外科手术或药物治疗，方能恢复晨勃。

如果男性已经迈入中老年行列，正常的生理状态下，随着年龄的增长，激素水平下降，晨勃自然会逐渐减少。但如果男性之前一直有晨勃，而现在逐渐消失，并且伴随勃起功能下降，此时一定要高度重视，应完善激素水平检查，排除内分泌疾病；检测血糖、血脂，排除糖尿病、高脂血症等慢性病。如果男性存在上述疾病，应及时治疗并控制慢性病的进展，必要时补充雄激素。

目前，社会竞争激烈，工作、生活、家庭及人际交往压力等使一部分男性长期处于抑郁状态，进而导致失眠、焦虑，甚至对性生活失去兴趣，久之也会造成晨勃减少，甚至消失。

培养良好的生活习惯，保持充足的睡眠和愉悦的心情，积极锻炼身体，培养多元化生活，对恢复晨勃有良好的效果。

（韩　虎　首都医科大学附属北京朝阳医院）

39 | 目前勃起功能障碍有哪些治疗方法？

问题：

既然勃起功能障碍不仅事关"性福"，还与心脑血管疾病等慢性病密不可分，那么应该如何治疗？

回答：

目前，勃起功能障碍的治疗方案有多种，口服药物仍是勃起功能障碍的一线治疗方案。如何选择适合的治疗方案，患者应根据自身病情，结合医生的临床建议，选择单一方案或联合方案。

（1）药物治疗：口服药物是勃起功能障碍的一线治疗方案，已在国际上证明安全有效。国内常见的治疗药物有西地那非、他达拉非及伐地那非等 PDE-5 抑制剂。此外，患者在医生的指导下服用一些中药或中成药，对病情也有一定帮助。

（2）真空负压吸引治疗：用负压设备对阴茎进行适度的负压吸引，改善阴茎的血液循环，达到勃起的目的。近年来，也有厂家生产了简易式设备，患者可在家中自行治疗。

（3）低能量冲击波治疗：采用专门的设备针对阴茎给予低能量冲击波治疗，改善由于血管造成的勃起问题，达到修复和加强勃起的作用，主要针对血管性勃起功能障碍。

（4）手术治疗：若采取口服药物、阴茎海绵体注射等非手术治疗无效，可选择手术治疗，主要是阴茎假体植入术。假体植入主要是通过手术把植入物放入患者的双侧阴茎海绵体内，整个假体由阴茎支撑体、水泵和水囊三部分组成。患者在性生活时，只要打开水泵的开关，让储存在水囊里的液体流入支撑体，就可以帮助阴茎勃起；在性生活后，再通过水泵开关把液体放回水囊，阴茎就回到疲软的状态。

（赵善超　南方医科大学南方医院）

40 | PDE-5 抑制剂应该如何正确服用？

问题：

目前，口服 PDE-5 抑制剂是勃起功能障碍的一线治疗方案，请问服用这类药物有哪些注意事项？

回答：

大量勃起功能障碍患者因为口服 PDE-5 抑制剂的出现而获益。1998 年以前，勃起功能障碍的治疗一般是在阴茎海绵体内注射血管扩张剂，从而让阴茎勃起，但注射过程较痛苦，被戏称为"痛并快乐着"。1998 年以后，西地那非的上市不仅带来了治疗方式的改变，还让勃起功能障碍患者了解，这是一种常见疾病，是可以被治疗的。

当然，谈及药物治疗，不少患者担心服用药物会成瘾，但这种担心没有必要。什么是成瘾？它是指人类的心理或躯体对某种药物成分产生依赖，当停止服用后，心理或躯体会出现明显的成瘾症状。而 PDE-5 抑制剂不管吃多久或停止服用，也不会导致患者出现身体不适或成瘾症状。

此外，也有患者把 PDE-5 抑制剂等同于催情药物，这也是误解之一。个体服用催情药物后会激发性欲，达到催情作用，但 PDE-5 抑制剂的作用靶点是在阴茎海绵体的血管上，只在男性想进行性生活或在有性刺激的情况下，其才会发挥作用，让阴茎的勃起硬度更好、勃起时间更持久。所以说，PDE-5 抑制剂并不是催情药物。

这类药物到底应该如何正确服用？实际上，PDE-5 抑制剂的使用经历了一个演变过程。刚开始，对于勃起功能障碍患者，PDE-5 抑制剂的推荐使用方案是按需使用，即在性生活前吃药。但是随着临床经验的积累，很多专家提出了另一种服药方案，就是规律使用，即在规定的时间或按照规定的剂量服用，让血液中一直保持比较低浓度的剂量。需要注意的是，不管是采用按需使用还是规律使用，PDE-5 抑制剂都不能与硝酸酯类药物同时使用，否则易造成严重的低血压，导致心血管疾病发生。

（赵善超　南方医科大学南方医院）

41

长效 PDE-5 抑制剂和短效 PDE-5 抑制剂有什么区别？

问题：

听说 PDE-5 抑制剂有两大类，一类是长效的，一类是短效的，请问两者有哪些区别？

回答：

PDE-5 抑制剂包括西地那非、他达拉非等药物，它们都是通过促使阴茎海绵体平滑肌舒张而增加阴茎的动脉血流，使阴茎海绵窦充血膨胀，从而促进阴茎勃起。目前，口服 PDE-5 抑制剂已成为西医治疗勃起功能障碍的首选药物。

长效 PDE-5 抑制剂的代表药物为他达拉非。他达拉非的平均起效时间一般为 20~30 分钟，大多数勃起功能障碍患者服用后约 30 分钟起效，60 分钟药效达高峰，服用后 2~8 小时血浆浓度达峰值，半衰期为 44~112 小时。因此，一般建议男性在性生活前 30 分钟服用他达拉非。目前，他达拉非主要有 2 种规格，即 20mg（用于按需服用）和 5mg（用于每天 1 次服用）。

短效 PDE-5 抑制剂的代表药物为西地那非，是全球第 1 个口服 PDE-5 抑制剂。对于大多数勃起功能障碍患者，推荐剂量为 50mg，一般在性生活前约 1 小时按需服用，但也可在性生活前

0.5~4.0 小时内的任何时间服用。基于药效和耐受性，剂量可增加至 100mg（最大推荐剂量）或降低至 25mg，每天最多服用 1 次。有研究发现，服药者的勃起反应一般随西地那非的剂量和血浆浓度的增加而增强。西地那非及其代谢产物的消除半衰期约为 4 小时，药效可持续至 4 小时，但反应较 2 小时弱。

（袁轶峰　李　博　湖南中医药大学第一附属医院）

42 服用 PDE-5 抑制剂，是每天服用还是性生活前服用？

问题：

我曾因勃起功能障碍去医院就诊，医生给我开了 PDE-5 抑制剂，并交代我要在性生活前 30 分钟才吃，后来我看到网络上讲 PDE-5 抑制剂也可以规律使用，请问我可以选择这种治疗方式吗？这种服药方式有什么益处？每天都吃，费用会不会比之前高很多？

回答：

PDE-5 抑制剂是治疗勃起功能障碍的一线药物。常见的服药方法为按需服用，即每次性生活前服用药物。而最近有研究表明，每天小剂量规律服用 PDE-5 抑制剂（简称 OAD）的治疗方案不仅能够消除每次性生活前服用药物的不便，还具有一些其他优势。下面简单介绍一下 OAD 治疗方案。

哪些患者可以采取 OAD 治疗方案？临床上，所有勃起功能障碍患者都适合使用 OAD 治疗方案，尤其是性生活频率较高的患者，合并心脑血管疾病、代谢性疾病等慢性病的患者，合并有下尿路症状的患者，前列腺癌、直肠癌等盆腔手术后需要进行阴茎康复治疗的患者，按需服用方式心理压力大的患者，按需服用不良反应较大的患者。

具体的治疗方法是什么？如何调整剂量？OAD 治疗方案一般 2 天起效，5 天显效，但每例患者的起效时间不同，老年人和严重勃起功能障碍患者的起效时间为 1~4 周。治疗的起始剂量为 5mg，每天 1 次，男科医生在对患者的治疗情况进行具体评估后，可增加或减少用药剂量。

停药会造成药物依赖吗？勃起功能障碍患者接受 OAD 治疗方案一段时间后，男科医生可对疗效进行评估，并根据评估结果指导停药或改为按需服药。停药或更换治疗方案不会对再次采用 OAD 治疗方案的疗效产生影响。但除非是心理性勃起功能障碍患者或轻度患者在评估时判断已经治愈，一般不建议停药。

OAD 治疗方案是否会导致更高的不良反应发生率？费用是否更高？理论上讲，OAD 治疗方案可以使不良反应的发生率更小。但有临床研究表明，与按需服用相比，OAD 治疗方案的不良反应（如肌肉疼痛、消化道症状、面部潮红等）发生率无明显增加。

对于一些患者，特别是年轻患者，使用 OAD 治疗方案每月支付的费用将不会超出每月按需服用的费用，甚至更低。

OAD 治疗方案能否治愈勃起功能障碍？一般而言，只有一些特定类型的勃起功能障碍是可以治愈的，如心理性勃起功能障碍、年轻患者创伤后动脉性勃起功能障碍及睾酮缺乏性勃起功能障碍等。临床上，合并基础疾病的勃起功能障碍、不健康生活方式或身体功能减退导致的勃起功能障碍及高龄勃起功能障碍不易治愈。

勃起功能障碍患者通过每天服用 PDE-5 抑制剂，有希望拥有正常人的性生活。当然，如何服用更有益，应该由患者与医生充分沟通后再酌情择优选择。

（赵善超　石玄言　南方医科大学南方医院）

43 | PDE-5 抑制剂要吃多长时间才能停药？

问题：

我被诊断为勃起功能障碍，医生建议我在性生活前口服 PDE-5 抑制剂治疗，现在治疗将近 1 个月了，疗效很好，请问我需要一直吃下去吗？什么时候能停药？

回答：

　　每例勃起功能障碍患者的病情严重程度不一，服用西地那非的疗程也有所不同。在治疗期间，患者应同时进行生活方式的调整，良好的生活方式对改善勃起功能具有重要作用。适量运动、合理膳食、睡眠良好、控制体重等可以改善患者的血管功能和勃起功能，并可增加药物疗效，但大部分患者仅依靠调整生活方式来改善阴茎勃起功能往往需要较长时间（2年以上），而在改善生活方式的基础上联合口服西地那非，阴茎的勃起功能在治疗3个月后就可获得明显改善。对于有明确基础疾病的患者，应先于勃起功能障碍治疗或与勃起功能障碍同时治疗，如心血管疾病、糖尿病、高脂血症及抑郁症等，治疗这些基础疾病的部分降压药物、降脂药物、抗抑郁药物可能会引起勃起功能障碍。

　　对于问题中的情况，本例患者可以先按照之前的方案治疗3个月并观察疗效，再逐渐减量直至停药，但应在男科医生的指导下进行，同时适当调整生活方式。若其还有糖尿病、高血压等基础疾病，应进行相应治疗。

（吴　畏　合肥市第二人民医院）

患者对服用 PDE-5 抑制剂存在哪些疑虑？

问题：

医生给我开了 PDE-5 抑制剂，但我仍存在很多疑虑，请问它是催情药物吗？服用它会成瘾吗？长期服用它会耐药吗？它可以标本兼治、除掉病根吗？

回答：

患者存在以上疑虑，在临床上非常常见，在此逐一解释。

PDE-5 抑制剂不是催情药物，服用后不能直接引发或提高性欲，只有在性刺激（包括视听觉刺激、接吻、抚摸等）下才起效，使男性的阴茎勃起更加坚挺、持久，达到满意的性生活。

服用 PDE-5 抑制剂不会成瘾。药物成瘾是一种慢性、复发性、患者不顾后果持续服药的强迫行为。成瘾性药物可诱发欣快感或缓解疼痛，导致患者出现耐受性、依赖性、嗜欲性及复发性，使其"欲罢不能"，常见的有鸦片、大麻、苯丙胺及烟碱等。而 PDE-5 抑制剂没有以上不良作用，故患者不用担心会产生依赖性，更不会像吸毒一样成瘾。

在治疗勃起功能障碍时，有的患者需要长期服用 PDE-5 抑制剂。那么随着用药时间的延长，会出现耐药现象吗？从目前国内外的一些研究结果和报道来看，还未发现其有耐药现象，很多患者长期服用仍能维持良好效果。

PDE-5 抑制剂主要是通过扩张阴茎的局部血管达到提高阴茎勃起硬度的作用。对于部分轻度患者或以心理因素为主要病因的患者，在服用 PDE-5 抑制剂的同时进行行为疗法，可以达到"治愈"的效果，即"标本兼治"。而另一些患者则无法治愈，有可能需要长期用药，特别是对于一些有其他基础疾病的患者，如糖尿病、高血压等，需要积极治疗和控制原发病。

（赵善超　南方医科大学南方医院）

45 | PDE-5 抑制剂吃了会伤身吗？

问题：

我今年 35 岁，最近性生活时感觉阴茎硬度大不如前，医生给我开了 PDE-5 抑制剂，效果颇佳，但我听说服用 PDE-5 抑制剂会伤身，请问我还能继续服用吗？

回答：

目前，PDE-5 抑制剂上市已有 20 余年，是一类相对比较安全的药物，不会像很多人担心的那样伤害身体。

PDE-5抑制剂的作用机制是通过让阴茎海绵体平滑肌的血管舒张，使阴茎迅速充血，进而使阴茎勃起。因此，PDE-5抑制剂只是使阴茎更好地勃起，并不会导致"透支身体、伤身体"的情况。

当然，任何药物都可能存在不良反应，PDE-5抑制剂最常见的不良反应有面部潮红、头痛、背痛、肌肉痛、胃部不适、鼻塞及视觉异常等，但发生不良反应的概率不高，且多数出现不良反应的患者均反应轻微，可以耐受，停药后很快会恢复正常。

此外，PDE-5抑制剂没有生殖毒性，对男性精子一般没有影响，是一种安全性相对较高的药物。

服用PDE-5抑制剂也有一些注意事项，如不能和硝酸酯类药物同时服用，年龄65岁以上、肝功能和肾功能不佳的男性口服PDE-5抑制剂的起始剂量应该减量等。

目前，有研究发现，规律使用PDE-5抑制剂还有改善血管内皮功能、保护心血管系统的作用。

但是，不同患者的病因和具体病情是不一样的，需要使用的药物类型、剂量、疗程也是不一样的，每位患者应在男科医生的指导下用药。

（周　梁　西北妇女儿童医院）

46

吃了促进性功能的药物，对生育有没有影响？

问题：

吃了促进性功能的药物，对生育有没有影响？

回答：

促进性功能的药物，俗称"壮阳药"，多为补肾的中药或中成药等。

中医的"壮阳药"是指具有温补肾阳功效的中药，可用于治疗肾阳虚导致的男性不育，故不需要担心对精子造成危害，反而可提高精子质量。但中医学认为，亏症多为积劳成疾，切不可急于求成而用大补之药，而应慢慢调理。不适当服用"壮阳药"有可能会造成精子数量减少。

温补肾阳的中药有很多，如鹿茸、淫羊藿、续断、肉苁蓉、杜仲、补骨脂、仙茅、巴戟天、菟丝子及桑寄生等。其中，杜仲、桑寄生、续断等还有较好的强筋骨、去腰痛等功效。

综上所述，男性在吃"壮阳药"期间可以备孕，对妻子怀上孩子不会有影响，一般也不会影响精子质量而导致男性不育。

现在市场上有多种"壮阳药"，价格也有所不同，但也有很多假冒伪劣产品，不仅使消费者上当受骗，也有可能危害健康，我国对这类产品也进行了管理，但总会有一些漏网之鱼。还是建议患者在男科医生的指导下用药，不要私自服用壮阳药！

(李 毅 袁轶峰 湖南中医药大学附属第一医院)

47 为什么有些人吃了PDE-5抑制剂没有效果？

问题：

我今年29岁，结婚半年余，感觉性生活时力不从心，勃起功能较差，被医生诊断为勃起功能障碍，医生给开了PDE-5抑制剂，但我使用后没有效果，请问我该怎么办？

回答：

在临床中，男科医生经常会遇到患者抱怨："医生，你给我开的药我吃了一点效果也没有。"遇到这类情况，医生首先应明确何为"无效"，即正确足量服用PDE-5抑制剂后，勃起功能无改善者可视为无效。在判断PDE-5抑制剂无效前，医生应先确认患者服用的药物是否为正规药物，然后再明确患者的服药方法及剂量是否正确。目前，PDE-5抑制剂服药无效的原因主要包括：服药后缺乏充分的性刺激；服药剂量或疗程不足；服药时间与性生活间隔太短或太长；酒精或饮食影响了药物的吸收；特殊类型勃起功能障碍（如雄激素缺乏或高催乳素血症引起的勃起功能障碍）或严重器质性病因；心理因素或伴侣因素。

对于 PDE-5 抑制剂无效者的处理方法：①指导患者正确使用 PDE-5 抑制剂；②针对原发器质性病因进行治疗；③更换其他 PDE-5 抑制剂或连续使用 PDE-5 抑制剂；④联合治疗，如改善雄激素水平；⑤性心理治疗或性伴侣配合治疗；⑥改用其他治疗，如阴茎海绵体注射、负压吸引、低能量冲击波或手术治疗。

本例患者可参考上述情况，看自己在哪个环节出现了问题，进而有针对性地进行调整，如果自行调整后服用药物仍无改善，则需要到正规医院的泌尿外科或男科就诊。

（滕志海　河北医科大学第二医院）

48 | 保健品能不能治疗勃起功能障碍？

问题：

我一个朋友前几天给我推荐了一种保健品，说吃了之后勃起功能障碍和早泄都治好了，请问保健品能治疗勃起功能障碍吗？

回答：

一般情况下，保健品（指正规保健品，下同）本身是不能治疗勃起功能障碍的。市场上相当一部分保健品对于勃起功能障碍的症状有一定益处，但是效果有限。

事实上，药物比保健品效果更强（不仅在治疗方面）。就中药来说，其来源于天然植物、食材，但在提炼过程中把有效成分的浓度明显增加了，其合适剂量和不良反应都是经过严格的计算和试验得出的。西药更是如此，其有效成分的比例非常高。因此，药物的效果远高于一般的保健品和食物。例如，社会上有一个很流行的说法"多吃牛羊肉可能对勃起功能有益处"，但实际需要吃不知道多少个月甚至多少年才可能明显改善，而如果是吃药物的话，很多患者在第 1 次服药后 30 分钟就明显感受到药物的作用了。大多数保健品虽然也含有一些对人体健康有益的成分，且含量可能比一般的食物要高一些，但与药物相比，还是很低。保健品可能对于勃起功能有一定益处，但需要吃很多才能达到治疗效果。

很多人认为，虽然保健品未必有多大的治疗效果，但长期服用可能会慢慢改善勃起功能。不能否认保健品对于身体健康的正面作用。其实对于改善勃起功能，除了药物之外，健康的生活方式也很重要，戒烟、限酒、规律睡眠、加强锻炼、调整心态、规律性生活就能改善勃起功能，并非出现疑似勃起功能障碍症状者都需要靠药物来治疗。

不排除有一些不够正规的"保健品"，其在制作的过程中添加了一些药物在内，打着"保健品"的旗号在卖药物。虽然这些"保健品"的效果远远比同类其他产品优秀，但不建议过多服用，因其药物的含量、不良反应并未经过正规、严格的测试，出现不良反应的概率比直接服用药物更大。

（方　冬　北京大学第一医院；
刘建家　广州医科大学附属第六医院/清远市人民医院）

49 心理性勃起功能障碍要不要看心理医生？

问题：

我今年 26 岁，刚结婚 1 年，婚后性生活一直正常，有一次性生活中还未射精阴茎就疲软了，当时很惶恐，以为自己患了勃起功能障碍，很焦虑，请问这种情况是不是心理性勃起功能障碍？是否需要看心理医生？

回答：

心理性勃起功能障碍是排除了神经、血管、内分泌等器质性因素的影响，单纯由心理因素造成的勃起功能障碍。

心理性勃起功能障碍患者勃起功能的生理机制是完整的，是由于害怕或抑郁等不良情绪导致交感神经兴奋过度，生理性勃起功能受到抑制。

心理性勃起功能障碍的病因通常分为 3 类。

（1）有不良的性经历，对性生活产生恐惧、厌恶等情绪；缺少必要的性教育和正确的性知识。

（2）婚后夫妻关系不和谐，或性生活中女方占主导因素，如不让抚摸，不让开灯，规定只许用固定的姿势，男方稍微表现不好就大加指责、埋怨等，这样会加重男方的心理负担而导致勃起功能障碍。

（3）男方具有某些性格特征，如敏感、易焦虑、易悲观，偶尔一次性生活不如意是很正常的，如果就此与勃起功能障碍联系起来，产生焦虑情绪，便会影响正常的阴茎勃起。

心理性勃起功能障碍只是性生活时不能勃起或维持足够的勃起正常完成性生活，但某些情况下勃起却是正常的，如自慰时、观看色情电影时或准备过性生活但刚要开始时却疲软等。

部分心理性勃起功能障碍患者在通过自我的情绪调节、夫妻间的沟通及充分了解正确的性知识后，勃起功能可恢复正常，但如果自我调节不奏效，就需要专业的心理医生、性治疗师或男科医生给予治疗。

（刘　涛　李　行　重庆三峡中心医院）

50 | 阴茎静脉瘘是不是很难治?

问题：

我出现阴茎勃起困难已经 2 年了，前一阵子去医院检查，医生诊断为阴茎背深静脉瘘，请问该病严重吗？该如何诊断？是不是很难治？

回答：

阴茎勃起的过程就好比是给自行车车胎打气，车胎要想鼓起来，就必须有足够多的空气进入且不能漏气，如果车胎破了一个洞，打进去的气就会不断漏出，车胎很难再鼓起来。而阴茎要达到勃起，就必须有大量的血液流入阴茎且不能流出。在正常的勃起过程中，阴茎的静脉是闭合的，血液无法流出。而阴茎静脉瘘就是静脉的闭合功能障碍，无法阻止血液回流，就像自行车车胎破了洞一样，流入阴茎的血液都"漏"出来了，阴茎就很难勃起了。

实际上，阴茎静脉瘘是勃起功能障碍的常见病因，很多勃起功能障碍患者去医院检查都会发现自己有阴茎静脉瘘。阴茎血管超声、阴茎海绵体造影等检查都可以用于阴茎静脉瘘的诊断。阴茎的静脉有很多条，其中最容易发生静脉瘘的是阴茎背深静脉。

很多男性看到自己的检查结果示阴茎静脉瘘就很紧张，感觉自己得了严重疾病，怕治不好。其实，不是所有的阴茎静脉瘘都会导致勃起功能障碍。轻微的阴茎静脉瘘对勃起功能不会有明显影响，但如果发生阴茎静脉瘘的血管很粗或同时有多处发生阴茎静脉瘘，那就会导致勃起功能障碍。

阴茎静脉瘘并非不治之症，自行车车胎破了洞可以补，阴茎静脉瘘也一样可以修补。轻微的阴茎静脉瘘可通过口服 PDE-5 抑制剂来治疗，该药可以增加阴茎的血供，使阴茎海绵体胀大，从而压迫静脉使其闭合。严重的阴茎静脉瘘则需要通过手术将出现静脉瘘的血管结扎，这样就可以阻止血液回流。

不过，补好的车胎可能还会再漏气，静脉结扎后也可能会有新的静脉瘘出现，故该手术的长期疗效尚存在争议。目前，有很多新的治疗方法正在探索中，如静脉包埋术和静脉栓塞术等，这些手术大大提高了阴茎静脉瘘治疗的远期效果，相信以后会有更多效果持久的方法出现。

（王　浩　华中科技大学同济医学院附属同济医院）

51 阴茎假体手术是不是装上一个假阴茎？

问题：

我现在阴茎无法勃起，吃了许多药，采用了许多方法都没有效果，现在有医生建议我装阴茎假体，请问这是不是装一个假的阴茎？装完之后我是不是就没有感觉了？

回答：

一般情况下，如果医生建议患者做阴茎假体手术，说明该患者属于重度勃起功能障碍，且目前已知的非手术治疗方法达不到令人满意的效果。

虽然说是阴茎假体，但并不是装一个假的阴茎，男科医生将其更形象地称为"阴茎支撑体"，为什么这么说？首先来了解一下阴茎的结构，它是由 2 条阴茎海绵体和一条尿道海绵体组成的长圆形柱体。勃起时，阴茎海绵体内的血窦充血，阴茎胀大、勃起，一旦出现问题，阴茎海绵体就无法充血勃起。阴茎假体手术只是把 2 根人工圆柱体放置到 2 根原有的阴茎海绵体腔内，起到支撑阴茎海绵体腔的作用。

目前，阴茎假体手术最常用的是阴茎假体 3 件套，包括 2 根圆柱体、1 个水泵和 1 个储液囊。一般情况下，水泵放置在阴囊内，手指可以触及，储液囊放置在皮下或耻骨后。当男性进行性生活时，只需要用手指按压阴囊内的水泵，储液囊内的水经过管道进入 2 根圆柱体内，圆柱体由干瘪状态达到充盈状态，支撑起两侧的阴茎海绵体，使阴茎海绵体勃起，完成性生活后，男性再次按压水泵上的阀门，使圆柱体内的水回流至储液囊内，阴茎恢复正常，不影响正常生活。仅观察阴茎外观，看不出是否放置了阴茎假体，因为所有的植入物都放置在阴茎和阴囊内，表面没有任何痕迹。

装完阴茎假体后，是不是就没有感觉了，还有射精快感吗？这是很多患者担心的问题。首先来了解一下性快感是怎么来的？性生活时，阴茎表面的皮肤黏膜受到刺激，传入脊髓，再传入大脑，随着刺激的加剧，大脑会达到射精兴奋的高潮，从而感受到性快感。而手术仅仅是在阴茎海绵体腔内放置支撑体，阴茎表面的皮肤、黏膜并没有受到损伤，是完整的，而且阴茎背侧的神经纤维在手术过程中不会受到牵连，故整个通路还存在，术后性快感不会受到影响。

（韩　虎　首都医科大学附属北京朝阳医院）

52 单身没有性生活，勃起功能障碍还需要治疗吗？

问题：

我目前单身，以前有过女朋友，但在性交时没有成功，我觉得自己患了勃起功能障碍，如果以后我有了女朋友，要过性生活，该怎么办？单身没有性生活，勃起功能障碍可以治疗吗？

回答：

首先，咨询者要确认自己是否真的患有勃起功能障碍，建议先做一些勃起功能的检测，还需要检查有没有其他器质性疾病。如果这些都排除后，再继续探讨问题中描述的情况。按咨询者所述，其只经历过一次失败的性生活，不能诊断为勃起功能障碍。放松心情、舒缓压力、适当运动，对于其情况会有帮助。

有的患者可能会问："医生，那我还需要吃药吗？没有性生活的勃起功能障碍需要治疗吗？"如果经过检查发现勃起功能障碍是器质性的，则应针对病因进行对症治疗。可以将阴茎勃起看作男性健康的指南针，医生能通过勃起功能障碍发现患者其他生理系统的疾病，进而给予相应治疗。勃起功能障碍患者要重视病因，解决具体问题，在保证身体健康的同时改善勃起功能。对症下药，勃起功能障碍是可以治疗的。如果是心理性勃起功能障碍，如问题描述中 1 次性生活不成功导致个体出现不快和焦虑，则提倡其及早治疗。阴茎勃起是正常男性日常的一个生理现象，并不是说没有性生活就无须勃起，等需要时再去治疗，易错过最佳的治疗时机。患者应放松心情，调整状态，时刻保持乐观开朗，敢于追求爱，敢于追求未来的"性福"，这才是一个积极、健康的心态。

（王家雄　杨慎敏　苏州市立医院）

53 夜间频繁勃起正常吗？

问题：

我今年 26 岁，最近夜间经常会醒来 1~2 次，每次都发现阴茎勃起，早上醒来后还是勃起状态，但排完尿就恢复正常了，请问夜间频繁勃起正常吗？

回答：

男性在睡眠中出现勃起是正常的生理现象。男性通常在夜间会经历"勃起→疲软→再勃起→再疲软"的过程。原因是白天清醒时勃起中枢受大脑的控制，但夜晚睡眠时大脑皮质处于抑制状态，失去了对勃起中枢的控制，结果勃起中枢的兴奋性得以自由发挥，导致多次勃起。

随着夜深和睡眠的加深，男性阴茎勃起的过程会逐渐延长，勃起的程度也不断加强，2 次勃起的间隔时间则不断减少。阴茎体积增加最明显的时间是清晨 5 点钟左右，即心率最慢的时候。年轻男性每晚勃起 4~6 次，每次 20~30 分钟，勃起时间共计可达 2.5 小时。

如果男性整夜勃起，通常会有隐痛、胀痛的感觉。因此，问题描述中的夜间勃起应属正常。

阴茎异常勃起是指与性欲无关的阴茎持续勃起状态，阴茎持续勃起超过6小时属于异常勃起。临床上，一般将阴茎异常勃起分为原发性（特异性）和继发性。按血流动力学可分为低血流量型（缺血性）和高血流量型（非缺血性），前者因静脉阻塞（静脉阻塞性），后者因异常动脉血注入（动脉性）。阴茎异常勃起还可分为急性、间断性（复发或间歇，如镰状细胞贫血）和慢性（通常为高血流量型）。

注意，如果年轻男性没有夜间勃起或没有晨勃，则意味着异常，应及时看医生。

（龙柳芽　袁轶峰　湖南中医药大学第一附属医院）

54 | 阴茎勃起时间过长真的好吗？

问题：

我朋友说自己的性能力很强，阴茎勃起时间很长，有什么"秘诀"可以让我像他一样？

回答：

很多男性常觉得阴茎勃起时间越长，越能证明自己的男子气概，其实勃起时间过长很可能是一种病态。生理状态下，阴茎受到性刺激会发生勃起，因为每个人的身体情况不同，勃起时间的长短也不同。大部分男性的勃起时间一般为 5~30 分钟，只有少部分男性能保持 1 小时以上且射精后恢复正常。但阴茎在与性刺激无关的情况下勃起超过 4 小时，且射精后不能缓解，临床将这种情况称为阴茎异常勃起。

阴茎异常勃起会导致阴茎出现青紫、肿胀及疼痛，甚至不能排尿，如果不及时治疗，会造成勃起功能障碍、阴茎海绵体硬化及阴茎畸形，将直接影响性生活。

阴茎异常勃起的病因包括：①血液病，如镰状细胞贫血和白血病；②阴茎海绵体注射血管活性药物，如罂粟碱、前列腺素 E1；③外伤，如骨盆、会阴创伤；④口服药物，如曲唑酮、氯丙嗪、氯氮平、哌唑嗪或口服过量 PDE-5 抑制剂；⑤肿瘤史、神经系统疾病史。因此，阴茎勃起时间过长不一定是好事，如果男性突然出现这种病态情况，要马上到医院就诊。

（李美材　李　行　重庆三峡中心医院）

第 3 章

早泄相关问题

55 | 勃起功能障碍和早泄有何不同？

问题：

我今年 27 岁，结婚 6 个月，有时性生活的持续时间很短，妻子说我这是勃起功能障碍，而我听别人说是早泄，请问勃起功能障碍和早泄究竟是不是一回事？

回答：

临床上，男科医生经常遇到求诊者对勃起功能障碍和早泄的概念不清楚并将两者混为一谈的情况。患者对概念理解不清，导致其对医生提出的诊治方案不能很好地执行，特别是当需要患者填写一些量表时，常由于理解偏差导致不能如实反映实际病情，影响诊断和治疗。那么勃起功能障碍和早泄到底有何不同？

（1）定义不同

1）什么是勃起功能障碍？根据2015年欧洲泌尿外科协会指南的定义，勃起功能障碍是指阴茎不能达到或维持足够勃起，未能完成满意的性生活，且病程持续3个月以上。通俗来讲，勃起功能障碍就是指男性在性生活时阴茎勃起硬度不够，影响性生活顺利进行。

2）什么是早泄？根据2014年国际性医学会对早泄的定义，主要包括3个方面：①射精潜伏期缩短。对于原发性早泄患者（原发性早泄是指从初次性交开始就出现早泄），射精往往或总是在性生活约1分钟时发生；对于继发性早泄患者（继发性早泄是指既往无早泄情况，某段时间或某个阶段出现早泄），射精潜伏时间显著缩短，通常少于3分钟。需要说明的是，上述定义中提及的时间是相对的，不同版本的定义对其界定也不尽相同。患者自己及性伴侣在性生活过程中的感受、体验和满意度更重要。②总是或几乎总是不能延迟射精。说的是男性对射精的控制力，是早泄定义和诊治的核心，也是最重要的因素。③消极的心身影响，如苦恼、忧虑、沮丧和（或）躲避性生活等。如果按重要性给这3个因素排序，应该是对射精的控制力最重要，对心身的影响其次，射精潜伏时间最后。因此，患者不必过于纠结射精的时间问题，控制力和个人感受更加重要。

由上可见，勃起功能障碍和早泄的定义是完全不同的。并且，阴茎勃起和射精是不同的生理过程，由不同神经的支配。因此，两者是完全不同的疾病，诊断和治疗方法也不相同。

（2）诊断方法不同

1）对于勃起功能障碍的诊断，男科医生首先要根据患者的病史情况，推荐问病查体，并使用国际勃起功能评分量表（International Index of Erectile Function 5，IIEF-5）进行量化评估。必要时，男科医生可酌情让患者进一步行阴茎夜间勃起功能检测、性激素水平检测、阴茎彩色多普勒超声等检查。诊断时，男科医生还需要了解患者有无高血压、糖尿病、高脂血症等病史。

2）对于早泄的诊断，男科医生首先也要根据患者的病史情况，推荐问病查体，并使用量表［如早泄诊断工具量表（Premature Ejaculation Diagnostic Tool，PEDT）等］进行量化评估。必要时，男科医生可酌情安排患者行阴茎背神经体感诱发电位测定、神经肌电图等检查。查体时，男科医生要特别留意患者是否存在包皮过长的情况。

（3）治疗方法不同

1）勃起功能障碍的治疗可选择口服药物治疗、生活方式调整及心理治疗、阴茎海绵体局部注射治疗、真空泵负压治疗、血管手术治疗及假体植入手术治疗等。首选口服药物治疗，可选择的药物包括西地那非、他达拉非和伐地那非等。

2）早泄的治疗可选择口服药物治疗、心理和行为疗法、局部麻醉药物治疗及手术治疗等。首选口服药物治疗，而推荐的一线药物为达泊西汀。如果患者存在包皮过长，男科医生可考虑行包皮环切术，但对于阴茎背神经切断手术，一定要谨慎选择。

（赵善超　南方医科大学南方医院）

56 | 哪些原因可导致早泄？

问题：

我射精太快，想了解一下早泄的原因有哪些？

回答：

早泄包含 3 个主要因素：较短的射精潜伏时间，缺乏射精的控制能力，以及由上述 2 个方面对患者和（或）性伴侣造成的困扰及人际交往障碍。

早期研究对早泄认识模糊。经典理论认为，早泄具有心理因素或人际关系基础，很大程度上是由于焦虑或早期仓促性经验导致的调节性改变。近 20 年来，业内已经建立了早泄病因学的体细胞和神经生物学假说。

一般认为，心理或精神因素是导致早泄的重要原因，如过快且未成功的初次性交引起的焦虑。此外，持续存在的心理性因素

如何增强男性性功能

也可能加重潜在的器质性因素而导致早泄。目前，解释早泄的多种生物因素包括中枢神经系统 5-羟色胺神经递质紊乱、阴茎头的敏感性过高、遗传变异、勃起功能障碍、前列腺炎及甲状腺疾病等。

（吴　畏　合肥市第二人民医院；

彭　靖　北京大学第一医院）

57 | 早泄与年轻时长期自慰有关系吗？

问题：

我今年 41 岁，患有严重早泄，我年轻时有几年每天都会自慰，有时可以达到每天 2~3 次，请问我的早泄是不是和年轻时长期自慰有关？

回答：

首先，现代性医学认为，自慰不仅是性生活的有效补充，而且是早泄的有效治疗手段。近年来，国内外有很多治疗早泄的方法几乎都与自慰有异曲同工之妙。

其次，部分青少年在自慰时为追求强烈快感，且担心被发现，从而养成了长期快速射精的习惯。那么这种长期快速射精的习惯是否会带到日后与异性的性生活中呢？虽然没有得到公认，但是从心理学角度来看，已经习得的行为习惯容易影响个体之后的行为。故男科医生认为，男性自慰时如果有快速射精的长期习惯，不排除可能与早泄有关。但对于自慰时有快速射精习惯的患者，能简单地认为就是该习惯导致的早泄吗？中国性学会性心理专业委员会陶林教授的研究团队进行调查发现，早泄者中自慰的发生率较非早泄者低；正常人群中男性的自慰率在 90.25% 以上，而在早泄者中，25% 的人是很少自慰的，并且还有 6% 的人绝对没有自慰；另外，早泄者自慰的始发年龄较没有早泄者晚，平均在 18 岁以后，自慰的频率也较低，自慰的高峰期也出现得较晚。这些结果说明，早泄者的自慰情况比没有早泄者更轻。

因此，早泄的病因并非如此简单。通过自慰养成快速射精的习惯固然不被鼓励，但进行深入细致的规范检查，发掘根本原因，男科医生才能给予患者针对性的治疗。

（王澍宏　重庆三峡中心医院）

58 | 早泄是因为阴茎头敏感吗？

问题：

请问早泄是因为阴茎头敏感吗？

回答：

关于早泄发生的原因，阴茎头敏感只是其中之一，并不能说早泄就是因为阴茎头敏感导致的。

男性的射精动作，由阴茎表层的感受器接收刺激，沿脊髓上至大脑，再通过生殖器大脑皮质代表区域发出指令，由肌肉的配合来完成。

阴茎头敏感只是其中的一个环节，即阴茎表层的感受器接收性刺激。目前，有研究发现，男性阴茎背神经的数量平均为（3.6±1.2）根。原发性早泄患者的阴茎背神经的分支比正常男性多、阴茎背神经的兴奋性高、振动阈值低，导致射精时射精反射时间短，在性交过程中容易诱发过早射精。

此外，影响其他2个环节发生问题的因素同样可导致早泄，主要包括：①遗传和环境都有可能导致早泄；②特殊患者群体，如慢性前列腺炎、勃起功能障碍及甲状腺功能亢进症等；③成长性因素（如性虐待、儿童时期性态度内向）、个人心理因素（身体形象、抑郁、性交焦虑及情感表达障碍）及人际关系因素（亲密关系减少、伴侣之间矛盾冲突）可能导致或加剧早泄。目前，阴茎神经电生理检查可以判断阴茎头是否敏感，男性若有需要，可以去医院检查。

（李　毅　袁轶峰　湖南中医药大学第一附属医院）

59 | 早泄和包皮过长有关吗？

问题：

我射精太快，会不会和包皮过长有关？

回答：

包皮过长是指阴茎的包皮覆盖于全部阴茎头和尿道口，但能上翻显露阴茎头及尿道口，有真性和假性包皮过长之分。真性包皮过长是指阴茎勃起后阴茎头也不能完全外露。假性包皮过长是指阴茎头在阴茎疲软时不能完全外露，但在勃起状态下可以完全外露。

早泄患者的阴茎头感觉阈值明显低于健康人群，阴茎头刺激诱发的体感诱发电位潜伏期时间也显著短于健康人群，故认为早泄的发生除与环境、心理因素有关外，还与神经兴奋性上升及阴茎感觉阈值降低密切相关。包皮过长者由于阴茎头、包皮系带长期被包皮覆盖，故对外界的刺激较为敏感，是引发阴茎局部敏感性增加的主要因素之一。

除此之外，包皮过长的男性，阴茎头的卫生相对更差，过长的包皮会给微生物提供一个潮湿、温暖的环境，滋生的微生物作用于局部可诱发包皮阴茎头炎，若沿尿道口上行，可导致前列腺炎、精囊炎、尿道炎等炎症的发生，这些炎症都有可能造成男性难以控制射精。

综上所述，男性发生早泄与包皮过长是有关系的。

（李　毅　袁轶峰　湖南中医药大学第一附属医院）

60 前列腺炎会导致早泄吗？

问题：

我今年 38 岁，是一名银行职员，有长期久坐、憋尿、喝酒等不良习惯，工作压力很大，4 年前确诊慢性前列腺炎，尽管长期吃药，但病情时好时坏，最近半年，我又被早泄困扰，感觉自己的"精气神"不如从前，医生说我的早泄可能是由前列腺炎引起的，我很疑惑，前列腺炎与早泄看似完全没有关联，是如何关联到一起的？前列腺炎合并早泄，我该怎么办？

回答：

问题中的情况在临床中很常见，前列腺炎是有可能引起早泄的。

首先，早泄主要是由各种因素引起的神经功能失调，阴茎背神经过于敏感所致。

前列腺炎本身不会引起早泄，但若慢性前列腺炎长期存在，由于炎症因子的反复刺激，可能会导致感觉神经、交感神经紧张兴奋，感觉神经兴奋会造成阴茎敏感性增加，性交信息会更快传入大脑中枢，从而使患者更快达到射精阈值而发生早泄。有研究证实，慢性前列腺炎是引起早泄的一个重要致病因素，两者可互相影响、互相加重。

本例患者长期患前列腺炎，早泄可能与其有关，但不是全部因素，还需要完善一些其他检查排除器质性病变。

患者应知道，治好了前列腺炎也不等于治好了早泄。针对本例患者现在的情况，医生不能单纯治疗前列腺炎或早泄，需要综合调治。临床上，医生一般选择使用 5-羟色胺选择性再摄取抑制剂（以达泊西汀为代表）联合 α 受体阻滞剂（如坦索罗辛）及抗生素的综合治疗方案。

本例患者在治疗期间，一定要改变久坐、憋尿、饮酒及熬夜等不良生活习惯，调整好心态，否则难以保证治疗效果。

（傅显文　袁轶峰　湖南中医药大学第一附属医院）

61 | 以前射精不快，现在怎么变快了？

问题：

我今年 32 岁，以前性生活时间较持久，近半年来越来越短，有时不到 2 分钟就射精了，而且偶尔出现阴茎勃起后硬度下降，请问为什么我以前射精不快，现在却变快了？

回答：

根据国际性医学会关于早泄的定义，本例患者属于继发性早泄。继发性早泄的特点：①早泄出现之前射精潜伏期正常；②早泄可能是由其他疾病引起的，可能是突然出现，也可能是逐渐出现；③患者在某一阶段射精快；④可以随着原发病的治疗而缓解或治愈。

继发性早泄形成的原因有很多，如勃起不佳、劳累、长期缺乏锻炼和睡眠不足等。此外，激素、内分泌代谢问题也有可能导致继发性早泄。患者可进行系统性检查，包括性激素 5 项、空腹血糖、血脂、阴茎彩色双功能多普勒超声检查、阴茎敏感性测试，必要时做性相关量表，如国际勃起功能指数问卷、早泄诊断量表等。一般情况下，继发性早泄患者经过规范的诊疗，效果很好。

如果经过规范的诊疗后患者的性生活时间还是比较短，可应用 5-羟色胺选择性再摄取抑制剂，它是改善神经功能的药物，可以延长射精时间。临床建议使用达泊西汀，安全性和有效性较好。如果早泄的病程较短，如在半年内，早诊断、早治疗，经过规律服药，有部分患者可能治愈。如果患者的病程较长或达泊西汀的治疗效果不佳，也可以应用长效 5-羟色胺再摄取抑制剂，如帕罗西汀、舍曲林等，有效率也在 50% 以上。

（高　明　西北妇女儿童医院）

62 | 自慰时射精太快，我以后会不会得早泄？

问题：

我今年 23 岁，没有性生活，偶尔自慰，每次自慰很快就射精了，请问我以后会不会患早泄？怎样延长射精时间？

回答：

无论男女，到了青春期后，均会因身体的生理变化产生性冲动或性欲，对性充满好奇和幻想。正常的性欲是人类成熟和繁衍后代的基本要求，是正常的生理现象。但个体从性成熟到能够合法地宣泄性欲、满足性要求（登记结婚），一般要等待数年或更久，而这段时间内的性欲往往最高，个体需要寻找机会宣泄。自慰的核心是寻找快乐，随着越来越熟练，男性的射精模式会逐渐加快。但男性也无须担心，因为自慰的速度和性生活的速度不是呈正比的。男科医生在临床中发现有些自慰男性婚后会出现自慰可射精，性生活不能射精的情况，故男性若想延迟自慰射精，可以在下一次自慰时将刺激的部位下移。有学者发现，刺激阴茎下1/3处可以延迟射精，训练射精的控制力，不妨一试。

（高　明　西北妇女儿童医院）

63 | 早泄会影响生育吗?

问题：

我结婚 1 年了，阴茎头太敏感，性生活时很短时间内就会射精，请问早泄会影响生育吗?

回答：

门诊中，经常有人问："医生，我性生活的时间太短，妻子是不是就怀不上孩子了?"回答这个问题，先来看早泄的定义，其是指射精发生在阴茎进入阴道之前，或阴茎进入阴道内时间较短发生射精，射精往往发生在夫妻双方性满足前。因此，早泄属于性功能障碍的范畴。

严重的早泄患者在接触女方身体之前就出现射精，会导致不育，但绝大多数早泄并不影响生育。一般女方身体健康，男方精液指标良好，能正常射精，有足够的性交次数，女方是可以怀孕的，与每次性生活的时间长短关系并不是很大。

（高　明　西北妇女儿童医院）

64 没有性生活，早泄需要治疗吗？

问题：

我最近因为早泄而离婚，之前也曾因早泄与女朋友分手，请问现在没有性生活，我需要治疗早泄吗？

回答：

临床上经常发生上述情况。一般情况下，建议早泄患者有了性生活再治疗。但是笔者发现，许多早泄患者因为多次感情破裂患上了社交恐惧综合征，不敢再谈恋爱了！也有少部分早泄患者因为性生活反复失败而患上焦虑症、抑郁症。建议本例患者做心理评估、勃起硬度测定及射精控制力测定，明确有无心理问题后再治疗早泄。

事实上，没有性生活也可以治疗早泄。例如，许多行业都有模拟训练系统等，飞行员没有开飞机之前，通过人工智能（AI）的模拟驾驶系统可以体会操作过程。有句话叫作"练为战"，男性可以通过训练逐渐提升阴茎的持久力。有些学者建议早泄患者通过自慰时"动-停"的方式训练阴茎，即自慰时有意识地中途停一下，再刺激，快射精了，再停下来。有些患者处于有抑郁、焦虑状态，可以配合抗抑郁药治疗，效果更佳。早泄患者通过自慰射精训练后勃起时间越来越长，就会产生自信，进一步提升射精控制力，当真正有性生活时，再加用一些延长射精时间的药物，会事半功倍。

（高　明　西北妇女儿童医院）

65 | 什么食物可以改善早泄？

问题：

请问有什么食物或药膳可改善早泄？

回答：

通过食补、性教育及行为治疗等综合调理，大部分早泄患者可改善病情，提高性生活满意度！

治疗早泄的药膳是根据患者的具体病情，酌情选用温肾壮阳或滋补肾阴的药物或食物，在中医学、烹饪学和营养学理论的指导下，将中药与某些具有药用价值的食物相配伍，采用我国独特的饮食烹调技术和现代科学方法制作而成的具有一定色、香、味、形的美味食品。例如：①枸杞子炖羊肉。原料包括羊腿肉150g，枸杞子20g，葱、姜、料酒、盐、味精各适量。功效为补肾强筋，可辅助治疗早泄、肾虚、勃起功能障碍、月经失调及性欲减退。②芡实茯苓粥。原料包括芡实15g，茯苓10g，大米适量。将芡实、茯苓捣碎，加适量水，煎至软烂时再加入淘净的大米，继续煮烂成粥。功效为补脾益气，适用于小便不利、尿液浑浊、勃起功能障碍及早泄。

（高　明　西北妇女儿童医院；

李广森　成都中医药大学附属医院）

66 | 饮酒可以改善早泄吗？

问题：

我今年 26 岁，早泄 8 年了，听说饮酒可以延长性生活时间，请问这种说法有道理吗？如果经常这样做，会不会对性功能产生不利影响?

回答：

现代人压力大，少量饮酒可以缓解白天的疲劳、放松紧张的情绪、缓解焦虑，当少量酒精到达中枢，解除大脑的性抑制后，可以让部分男性有一定程度的"超常"发挥。尝到"甜头"的男性开始频繁饮酒，却逐渐发现"酒后性生活更持久"这个"小诀窍"不是每次都好用。如果过度饮酒，酒精就会让男性的中枢神经系统和性神经逐渐变得麻痹和抑制，故过度饮酒的男性会发现自己的性功能越来越差，不仅早泄不能改善，而且阴茎勃起的硬度也下降了。酒精助兴是需要严格掌握饮酒量的，而许多男性却很难把握这个"度"。靠酒精维持的"性"是不长久的。

同时，过量饮酒还能引起肝功能异常，导致对雌激素的灭活作用降低，并因此导致体内雌激素蓄积，从而对抗男性的雄激素。长此以往，性功能越来越差。

酒能助"性"，但酗酒毁"性"，更能毁坏健康，请勿过度饮酒！

（王澍宏　重庆三峡中心医院）

67 哪些药物可以治疗早泄？

问题：

最近半年，我每次和妻子过性生活时完全不能控制射精，整个过程可能就 1~2 分钟，妻子也越来越不满意，请问哪些药物可以治疗早泄？

回答：

早泄的治疗一般以药物治疗为主。目前，市场上批准用于治疗早泄的药物为达泊西汀，有效率可达 60%~70%。达泊西汀未上市之前，临床上经常会用一些抗抑郁药物或抗焦虑药物来治疗早泄，如帕罗西丁、氟西汀等 5-羟色胺选择性再摄取抑制剂。这些药物的作用机制就是让大脑把 5-羟色胺这种类似于管理"刹车"的物质增加，从而起到延长射精的作用。

早泄患者还可以在性生活前 20~30 分钟，在阴茎头上外涂一些表面麻醉药物，如复方利多卡因乳膏，可以麻痹阴茎头的感觉神经，延长射精时间，但是用药后必须使用安全套或性交前擦除并洗净乳膏，否则可能会引起配偶阴道麻木，从而导致女方性快感缺失。

此外，一些早泄患者还可以服用具有补肾、收敛、疏肝、清热功效的中药，对于病情也有比较好的效果。

医生应向早泄患者强调，该病不能仅靠药物进行治疗。早泄患者在用药延长射精时间的同时，需要有规律地进行性生活，只有通过平常的训练，才能逐渐提高阴茎勃起的持久力。在早泄患者能控制射精的时候，才可以逐渐减药、停药。如果早泄患者在控制射精的能力不佳时停药，可能会回到以往的状态。因此，早泄的早期治疗时间会相对较长，一般至少需要3个月的用药、调整和练习，才可达到更好的治疗效果。

（聂　欢　武汉科技大学附属普仁医院）

68 达泊西汀治疗早泄，怎样服用更加科学有效？

问题：

我由于早泄到医院就诊，医生给我开了达泊西汀，请问应该怎么服用？有哪些注意事项？

回答：

达泊西汀是第1种用于治疗早泄的药物。其特点是按需口服，起效快速，半衰期短，吸收快，1.5小时即可到达高峰，对原发性早泄和继发性早泄具有相似的疗效。

有研究显示，早泄患者在性生活前 1~3 小时服用达泊西汀，可明显提高阴茎的射精潜伏期、增强射精控制力、增加性交满意度。与其他抗抑郁药物（5-羟色胺选择性再摄取抑制剂）相比，达泊西汀更具有优势。但其也有一些不良反应，如恶心、嗜睡、腹泻、头痛及眩晕等。此外，其还有剂量依赖性。因此，达泊西汀有特殊的服用方法，建议早泄患者在男科医生的指导下使用，以达到良好的疗效。

下面介绍达泊西汀的正确使用方法及其注意事项。

（1）服用方法：盐酸达泊西汀片的用法为口服，一般餐前、餐后均可服用，药片应整片吞下，建议至少用一满杯水来送服药物，注意避免服药后出现晕厥或头晕等前驱症状造成不必要的外伤。

（2）用量及频次：对于 18~64 岁的男性患者，推荐的首次服用剂量为 30mg，一般从性生活前 1~3 小时口服，若服用 30mg 后效果不佳且不良反应尚在可接受的范围内，可以将其增加到最大推荐剂量 60mg。推荐的最大用药剂量的使用频率为每 24 小时 1 次。建议不要超过这个剂量，如果早泄患者在使用过程中出现明显的不良反应，应立即停止服药。

（3）注意事项

1）特殊人群：①达泊西汀不能用于 18 岁以下的人群。②有轻度或中度肾损伤及轻度肝损伤的患者，服用达泊西汀时不需要进行剂量调整，且应该谨慎服用；不推荐将达泊西汀用于重度肾损伤及肝功能损伤的患者。③达泊西汀不能用于具有躁狂症、轻度躁狂、癫痫或双相情感障碍病史的人群。④眼压高或闭角型青光眼的患者应慎用达泊西汀，因为该药可能会导致眼部出现不良反应，如瞳孔扩大、眼痛、眼内压升高等。

2）疗程：临床上，常规使用达泊西汀治疗 4 周后评估风险和收益，或在 6 次按需治疗后进行获益风险评估，以便决定是否继续使用。

3）服药期间：①早泄患者在专业男科医生的指导下服药，以免造成严重的不良反应；②不应将达泊西汀与"娱乐药"及具有兴奋作用的精神管制药物同时服用，避免不良反应；③应避免饮酒；④早泄患者服药后出现躁狂、癫痫或双相情感障碍等表现时，应立即停药。

虽然说达泊西汀治疗早泄的疗效较好，但也应正确服用，建议早泄患者在男科医生的指导下用药。

（张　彪　袁轶峰　湖南中医药大学第一附属医院）

69 | 治疗早泄，医生为何给我开抗抑郁药物？

问题：

我今年 31 岁，早泄 1 年多了，看了很多综合性医院的男科医生，都建议我吃抗抑郁药物，请问是医生开错药了吗？

回答:

此处,医生给予的抗抑郁药物并不是真正治疗抑郁症,而是治疗早泄。

所谓"无风不起浪",任何一种疾病,都有其发病原因,早泄也不例外。针对病因治疗,才是最有效的治疗。

男科医生使用抗抑郁药物治疗早泄是有医学证据的。

目前普遍认为,早泄是由多种因素共同导致的,与心理因素、环境因素、内分泌因素及神经生物学因素等有关。其中,很大程度上归因于心理因素。

人体内有一类叫作5-羟色胺的物质,对人的情志具有重要的调节作用,还可以加速射精过程。因此,医学家们往反方向推理,设想如果5-羟色胺减少了,是不是可以延迟射精时间?最终这一想法得到了证实,用于治疗抑郁症的5-羟色胺选择性再摄取抑制剂在治疗抑郁症的同时,部分患者出现了延迟射精、性高潮延迟等不良反应,发生率为50%~64%。因此,男科医生利用其治疗抑郁症的不良反应来治疗早泄。大量临床研究证实,5-羟色胺选择性再摄取抑制剂是治疗早泄比较有效的药物。

抗抑郁药物在调节情志和延迟射精上具有"一箭双雕"的作用。因此,医生给早泄患者开抗抑郁药物并不是开错了。

早泄患者在用药的同时,务必要调整好心态和生活方式。

一般来说,抗抑郁药物治疗早泄的剂量一般低于治疗焦虑症和抑郁症的剂量,一般采用一半剂量或常规治疗剂量,从小剂量开始逐渐增加至治疗剂量。

有些患者短期服用抗抑郁药物后，早泄治愈，无须继续用药。有些患者停药后射精潜伏期在很短时间内缩短，甚至恢复原来的水平，这说明要达到长期延长射精时间的目的需要持续用药，考虑药物的不良反应和用药耐受性等情况，早泄患者最好在用药 1~2 个月后停用 1~2 周，这样可以保持疗效。

此外，抗抑郁药物具有头晕等不良反应，早泄患者开始服药时最好不要开车或进行高空作业等具有一定危险性的活动。

（傅显文　袁轶峰　湖南中医药大学第一附属医院）

70 射精太快，用增强勃起功能的药物会有改善吗？

问题：

我射精总是特别快，但阴茎勃起硬度尚可，听说增强勃起功能的药物对于性功能有益处，请问我服用这种药物会有改善吗？

回答：

增强勃起功能的药物对于抑制射精太快有时是有效的，有时是无效的。对于本例患者，基本无效。

为什么有时有效？因为很多时候，早泄是与勃起功能障碍一起出现的，就是说很多患者其实勃起功能也不好，射精还太快。此时，不能单纯治疗早泄，必须联合勃起功能障碍一起治疗，甚至应该先改善勃起功能。一方面，许多治疗早泄的药物具有抑制神经敏感的作用，如果单纯使用有可能会造成勃起功能下降；另一方面，如果勃起功能不佳，男性不太可能坚持较长的性交时间，即便没有很快射精，也很可能很快就疲软了。对于这一类患者，使用增强勃起功能的药物是有可能延长一定的性交时间的，阴茎勃起更好后会更有可能支持较长时间的性交。

但本例患者的勃起功能尚可，只是射精较早，不太可能通过增强勃起功能改善早泄，其射精快是由神经敏感造成的，一有兴奋的感觉，很快就传递到负责射精的肌肉。这时候的治疗是控制神经敏感，而增强勃起功能与此无关。

（方　冬　北京大学第一医院）

71 "印度神油"可以改善早泄吗？

问题：

我听说"印度神油"可以改善早泄，最近试用了1次，涂了

如何增强男性性功能

好多也没有效果，请问它真的有作用吗？

回答：

印度没有所谓的"印度神油"，的确有一种按摩油，叫作"红油"，是非常单纯的按摩精油，让人在享受按摩的时候更加舒缓、解压。"红油"与男性的性功能毫无关联。

实际上，"印度神油"的原产地是中国香港。据调查，"印度神油"主要是由一些有麻醉作用的药物组成的。其是暂时性局部麻醉药物，涂抹或喷洒在阴茎头上，目的为减轻阴茎的敏感性，延长性交时间。但"印度神油"有时可能会造成勃起困难或迟缓，男性请勿盲目使用。目前，国内售卖的"印度神油"大多是假货，往往是用工业油加滑石粉制成的，只是让使用者觉得用起来很滑，减少了摩擦的刺激，一旦不使用，会使早泄变得更严重。

综上所述，"印度神油"无法改善早泄，反而有害，建议男性不要盲目使用。

（高　明　西北妇女儿童医院）

72 | 早泄可以通过手术治疗吗？

问题：

我早泄已经 10 年了，前段时间去一家私立男科医院检查，医生说我的阴茎头敏感性高，做手术可以治疗，但手术后效果不佳，我是不是被骗了？我的阴茎背神经真的被切了吗？早泄可以通过手术来治疗吗？

回答：

很多男性因为性生活时间的问题羞于到正规医院就诊，或看到广告宣传就去了不正规的男性专科医院，做了阴茎背神经阻断术，却没有效果。

笔者接诊过非常多这样的患者：有人说，我只是因为包皮过长去切包皮，结果做了阴茎背神经阻断术，现在性生活时阴茎就像个"木头"，毫无快感；有人说，我只是陪朋友看病，反而做了阴茎背神经微控术，术后性生活却没有改善。

本例患者确实被骗了，但未必真的切断了阴茎背神经。

笔者接诊的大部分此类患者其实并没有真正切断阴茎背神经。许多患者仅做了包皮环切术，术后只是感觉切口不美观或术后早期偶尔有疼痛等不适。这些患者术后 1 个月满心欢喜地开始性生活，却被现实狠狠地打了一巴掌，早泄没有得到改善，这才发现上当受骗了，往往维权困难，只能自认倒霉。

少部分患者确实做了阴茎背神经阻断术，男科医生在问诊和查体的过程中就可以判断其是否真的做了阴茎背神经阻断术。例如，术前阴茎头及冠状沟很敏感，术后阴茎头左侧有感觉，右侧没有；阴茎头处的感觉还可以，但比术前要迟钝，稍有麻木感。

大部分早泄患者无须手术，不要轻信手术可以根治而盲目手术。

（高　明　西北妇女儿童医院）

73 做了阴茎背神经阻断术，还能恢复吗？

问题：

我做了阴茎背神经阻断术，请问还能恢复吗？

回答：

阴茎背神经手术由于没有标准的术式和公认的疗效，故不被泌尿外科和男科医生所认同。目前，这种手术不作为治疗早泄的推荐方法。因此，各位早泄患者首先要知道"能用药物或改变生活方式就能解决的问题，一定不要着急用刀子解决"。

如果阴茎背神经确实被切了，患者也无须太担心，因为神经都具有再生能力。笔者曾随访过多例经过严格筛选符合适应证后做了阴茎背神经阻断术的患者，发现半年内效果很好，性生活时间延长了 3~5 倍，确实阴茎头稍有麻木感，偶尔有不适感，但都可以接受；术后半年以上，部分患者的阴茎或阴茎头的感觉会逐渐敏感。笔者接诊的部分患者的手术都很成功，性生活时间可以达到 30 分钟以上。

（高　明　西北妇女儿童医院）

74 包皮手术可以治疗早泄吗？

问题：

我患有早泄，听说早泄和包皮过长有关系，请问做包皮手术可以治疗早泄吗？

回答：

我国 90% 以上的男性都为包皮过长，即阴茎的包皮覆盖于全部阴茎头和尿道口，但能上翻显露阴茎头及尿道口。

在早泄的病因中，是有阴茎头敏感这个因素的。而包皮过长患者由于阴茎头、包皮系带长期被包皮覆盖，故对外界的刺激较为敏感，可引发阴茎局部敏感性增加。此外，包皮过长时，阴茎头的卫生相对更差，过长的包皮会给微生物提供一个潮湿、温暖的环境，滋生的微生物作用于局部可诱发包皮阴茎头炎，若沿尿道口上行，可导致前列腺炎、精囊炎及尿道炎等炎症的发生，这些炎症都有可能造成男性难以控制射精。

包皮手术后，阴茎头、包皮系带暴露，与衣物摩擦后可降低敏感性，对早泄的改善有一定帮助。此外，包皮手术可有效降低包皮阴茎头炎的发生率，一定程度上可降低前列腺炎、精囊炎及尿道炎的发生率。

当然，早泄和包皮过长是2个独立的疾病，也就是说，并非所有的早泄都是由包皮过长导致的，也不是包皮过长的男性就会发生早泄。如果男性发生早泄，包皮手术会有帮助，同时还需要与其他药物一起综合治疗。

（李　毅　袁轶峰　湖南中医药大学第一附属医院）

第 4 章

射精相关问题

75 | 为什么有人会射精无力？

问题：

我最近半年出现射精无力，勃起硬度尚可，请问这是不是前列腺炎？

回答：

性生活的全过程包括性欲唤起、阴茎勃起、性高潮和射精、性满足后的不应期。性欲亢进者尽管性生活频繁，但可以完成性生活的全过程。射精无力者则表现为性生活频繁和（或）性生活时间延长，但没有射精和性高潮，严格意义上不能完成性生活的全过程。

针对射精无力，首先考虑是否存在性生活过多，导致体力透支；其次考虑是否存在基础疾病，如糖尿病，导致控制射精的神经和血管出现异常，造成射精无力，甚至无法射精；最后，随着男性年龄的增长，雄激素水平下降，也可以导致射精无力。男性年轻时，由于雄激素分泌旺盛，体力也相对较好，性欲和性冲动频繁出现，此时性生活次数较多，但射精有力，性高潮充分，拥有良好的性满足感。男性步入中老年后，雄激素水平逐步减退，射精的冲动和力度也随之降低，此时男性往往会非常忧虑，频繁与年轻时的性生活状态进行对比，压力增大，症状进一步恶化。这种情况下的射精无力，患者需要有良好的心理调适。对于疾病状态下出现的射精无力，如糖尿病，患者治疗的重点是控制好原发病，必要时寻求男科医生的协助，使用特异性的药物治疗或辅助治疗，往往可以缓解症状，甚至治愈。

（陈向锋　上海交通大学医学院附属仁济医院）

76 | 射精量少是怎么回事？

问题：

我今年 28 岁，平时身体较好，和妻子结婚 3 年了，近期准备要孩子，但我性生活时每次射精量都不多，去医院检查精液每次都不到 1ml，请问是怎么回事？

回答:

射精量少的常见因素有 4 个。

（1）射精不完整：多见于性生活过于频繁、刻意延迟射精、精力不够等情况。此时，射精的神经控制是完好的，医生给予适当的心理疏导和生物反馈刺激，患者可以很容易恢复正常。

（2）精道不通畅：常见于先天性解剖因素（如输精管发育不良或缺如）、输精管道炎症或外来损伤导致的梗阻。目前，随着男性不育显微外科技术的发展和完善，患者通过精道复通手术可以恢复精道的通畅度，射精量也就随之恢复正常。

（3）精液分泌量减少：多见于老年男性、糖尿病及其他全身性疾病等情况。此时，由于男性精液分泌量少，无法或很难在性交过程中达到射精前的高潮，导致射精无力和射精量减少，甚至不射精。临床上，针对不同的病因进行干预，往往在控制原发病的前提下，可以取得较好的治疗效果。

（4）心理-社会因素：如长期自慰或采用特殊射精体位的患者，由于神经敏感性出现异常，在正常性交或采用常见性交体位时，很难达到射精高潮，也就影响了射精的力度和射精量。这种情况下，心理疏导或生物反馈刺激是很好的治疗选择，可以帮助患者逐步转换射精的习惯和方式，进而射精量也就得到提高。

（陈向锋　上海交通大学医学院附属仁济医院）

77 | 有射精感觉，却没有精液射出，是怎么回事？

问题：

我今年 50 岁，糖尿病史 5 年，近 2 年来精液量越来越少，现在性生活时只有射精感觉，却没有精液射出，请问这是怎么回事？

回答：

这种情况多见于老年男性或糖尿病男性患者。

老年男性多由于雄激素水平减退、在性交过程中精液的分泌量减少、达到性高潮的难度增大及阴茎勃起不够充分等原因，导致出现有射精的感觉却没有精液射出或精液量偏少。此时，患者可以适当补充雄激素，整体状态会有所好转，射精的快感和精液量均会得到一定程度的改善。

糖尿病男性患者由于神经末梢和微血管出现问题，导致无法射精或逆行射精，此类患者在性交达到射精高潮后，收集其尿液，往往可以发现精子，用于辅助生殖技术（试管婴儿），其可以拥有自己的孩子，此种现象称为逆行射精。整体而言，糖尿病男性患者性交时没有前向精液流出，一定要因人而异，仔细查找原因，分清是原发不射精还是射精方向出现了问题，进而给予合理治疗。如果患者同时有生育要求，一定要与生殖科医生进行沟通和咨询，必要时从尿液中离心获取精子，用于辅助生殖技术，获得自己的孩子。特殊情况下，如果尿液离心获取的精液质量不好，也可以借助于睾丸外科取精技术获取足量的优质精子，用于后续的辅助生殖技术。

（陈向锋　上海交通大学医学院附属仁济医院）

78 久久不射精，是"福"是"祸"？

问题：

我今年 28 岁，一直有这样一个问题——久久不射精，请问男性久久不射精到底是"福"是"祸"？

回答：

对于这种情况，临床上称为不射精症，指阴茎能正常勃起和性交，但不能射出精液，或其他情况下可射出精液，而在阴道内不射精，故无法达到性高潮和获得性快感。临床上将不射精症分为功能性不射精症和器质性不射精症。

哪些原因会导致不射精症？

（1）功能性不射精症的病因：①心理因素为常见原因，如对配偶不满意、夫妻关系不和谐及思想压力大等，均可使男方对性生活采取抑制态度，长此以往会导致不射精症。②夫妻双方性知识缺乏，不知道如何性交，或对性生活有恐惧心理（如女方害怕妊娠或疼痛等），使男方不能达到射精的阈值而导致不射精症。③性疲劳或射精衰竭，性交或自慰过于频繁容易造成脊髓射精中枢功能失调，引发不射精症。④长期自慰可能会引起不射精症。由于自慰时的性刺激强度远超过性交时的强度，射精中枢习惯了自慰的强烈刺激，从而在性交时达不到射精阈值。此外，受传统观念的影响，自慰者通常有负罪感和羞耻感，也会对射精起抑制作用。

（2）器质性不射精症的病因：①神经系统病变和损伤，如大脑侧叶病变、脊髓损伤等会引起不射精症。②医源性因素，如胸腰交感神经切除术、腹膜后淋巴结清扫术等都能损伤神经而引起不射症。③泌尿生殖系统局部病变，如精阜肥大、包茎或伴有包皮口狭窄的包皮过长、阴茎外伤、硬结、瘢痕、纤维化及严重尿道下裂等都可引起不射精症。④内分泌功能异常，如糖尿病、垂体功能低下及甲状腺功能亢进症等均可引起射精障碍。⑤药物因素，如抗高血压药物、镇静催眠药物或肾上腺素阻滞剂等，以及长期酗酒或吸毒，都会诱发不射精症。

综上所述，久久不射精是"祸"并非"福"，患者应该到正规医院完善相关检查，查明病因，以便积极对症治疗。

（张　彪　袁轶峰　湖南中医药大学第一附属医院）

79 | 自慰时可射精，为何性生活时却不射精？

问题：

我今年刚结婚，性生活时不射精，但自慰可射精，请问这种情况和之前自慰频繁有没有关系？会不会影响生育？

回答：

自慰可以射精，但性生活不射精，一般考虑为功能性不射精症。

关于性生活不射精，影响因素非常广泛。某些时候存在人为因素，如男性为了延长性交时间和性快感，刻意控制不射精，长期养成了习惯，就可能导致性生活不射精。

还有一些年轻男性，为了避免女方意外妊娠，性生活时采取体外射精，长期形成条件反射，出现无法在阴道内射精，甚至性交时射精障碍。

此外，长期自慰或体外排精的男性，适应了自慰时手的高强度刺激，射精阈值非常高，而在性交时，阴道的刺激强度可能偏低，无法达到性高潮时的刺激阈值，也会导致性生活不射精。

当然，性交对象的配合程度也会影响男方的射精情况。如果男方对女方感到厌倦或是厌恶，也可能会导致无法达到性高潮而不能

如
何
增
强
男
性
性
功
能

射精。

　　针对性生活不射精，首先必须分清原因，然后进行心理疏导和性交指导，往往可以扭转和治愈。近年来，由于各种社会及文化因素，性取向偏差也可以表现为性生活不射精，此时临床医生一定要耐心与患者沟通，才能真正了解病因，进而更好地帮助患者。对于自慰可以射精但性生活不射精的情况，患者可以在性生活前适当增加性刺激强度，同时也可以服用具有多巴胺受体激动效应的药物来帮助促进排精，慢慢调整到阴道内射精。

　　　　　　（陈向锋　上海交通大学医学院附属仁济医院）

80 | 性生活频繁会"精尽人亡"吗？

问题：

　　我今年 25 岁，结婚不久，性生活比较频繁，最近这几天上班明显感觉注意力无法集中，看到网络上有人说会"精尽人亡"，请问是真的吗？

回答：

　　无论是在古代还是在现代，都有"精尽人亡"的传言，如在《红楼梦》中就有贾瑞因无法与心爱之人王熙凤在一起，频繁自慰最终导致"精尽人亡"。现今，也经常可以在新闻中见到某人在性生活时突然死亡，被认为是"精尽人亡"。

其实，上面提到的"精尽人亡"属于猝死的范畴，这类人通常本身患有心脑血管疾病或血管畸形等基础病，在性生活时会因为过度兴奋而导致心脑血管意外等发作，造成猝死的严重后果。同样，这类患者在剧烈运动时也有较高的猝死风险，和"精尽人亡"没有直接关系，故正常人完全没有必要有这方面的担心。

而大家所说的"精尽"，如果是指精子清空的话，这的确是有可能的。成年男性一次的射精量为 3~5ml，精液的主要成分是精子和精浆。精浆大部分来自精囊腺和前列腺，可以通过食物得到快速补充。而精子虽然也是每时每刻都在产生，但由于其发育成熟所需要的时间较长，大约为 3 个月，故频繁射精有可能会导致精子暂时清空，射出的只有精浆。但这种情况并不容易发生，因为男性体内有一个自我保护机制，当在短时间内连续多次射精时，男性会对性刺激暂时没反应，导致阴茎无法勃起。因此，"精尽人亡"是不存在的。但是过于频繁的射精会影响生育能力，且会对身体造成一定伤害，故建议各位男性还是要节制一下。

（董治龙　兰州大学第二医院）

如何增强男性性功能

81 | 精中带血，是不是纵欲过度？

问题：

我昨晚性生活时精中带血，请问是不是纵欲过度？该怎么办？

回答：

血精是临床上精囊炎的典型症状，且往往伴有射精疼痛和尿路症状（急性发作者尿急、尿痛症状明显，并可见排尿困难；慢性发作者尿频、尿急且伴有排尿不适和明显的灼热感）。血精是男性常见的泌尿生殖系统感染性疾病之一，发病人群多为青年和中年男性，如果不积极治疗，甚至有可能导致性欲低下、遗精及早泄等发生。

精囊炎从类别上一般分为非特异性精囊炎和特异性精囊炎。非特异性精囊炎是指精囊的一般性感染，常见的病菌有大肠埃希菌、变形杆菌及葡萄球菌等。特异性精囊炎是指一般性感染病菌以外的细菌、真菌等所引起的感染，如精囊结核、淋球菌性精囊炎等。

而出现血精的原因，和纵欲过度、"精尽而亡"完全是两回事。精液是由精囊液、前列腺液及精子组成的，这些成分分别由精囊腺、前列腺及睾丸源源不断地产生，绝对不存在"精尽人亡"一说。同时，精囊炎所致的血精，其出血量往往是很小的，这样的出血量对于人体来说是微不足道的，一般不会导致全身性贫血。

那么哪些原因会诱发精囊炎？①细菌经尿道、射精管上行至精囊所致，最常见；②泌尿生殖道或肠道等的炎症通过淋巴途径使精囊受到感染；③身体其他部位感染病灶的病原体通过血液循环至精囊处使精囊受到感染。

关于精囊炎，患者需要注意5点。

（1）急性精囊炎患者应该饮食清淡，注意饮食卫生，不要饮酒，禁食辛辣刺激的食物，如辣椒、大蒜等，以免引起前列腺充血，增加精囊炎的发生率。

（2）急性精囊炎患者禁止性生活，建议慢性精囊炎患者规律性生活，一般1周排精2次。

（3）精囊炎患者不宜长时间骑马、骑车和久坐，办公室工作人员每隔1~2小时应站起来活动一会儿，做到劳逸结合，保证睡眠质量。

（4）精囊炎患者必要时需要进行坐浴和按摩。对于已经生育的精囊炎患者，每天睡前可用45℃热水坐浴1~2次，每次10分钟，或在医生的指导下按摩前列腺。需要注意的是，未生育过的患者不可用此法，以免影响生育能力。

（5）精囊炎患者应加强锻炼，增强体质，避免感冒等上呼吸道感染，及时治疗龋齿、预防腹泻，积极治疗身体其他部位的感染，提高机体的抵抗力。

（袁轶峰　湖南中医药大学第一附属医院）

第5章

肾虚相关问题

82 | 勃起功能障碍是不是就是肾虚？

问题：

我今年 24 岁，结婚 1 个月了，偶尔性生活时阴茎无法勃起，妻子说我这是肾虚，而我听别人说这是勃起功能障碍，请问勃起功能障碍和肾虚究竟是不是一回事？

回答：

生活中，把勃起功能障碍和肾虚混淆的人确实有很多。

本例患者属于勃起功能障碍，即民间俗称的阳痿。造成这种情况的原因有很多，包括心理性、器质性和混合性 3 种。对于是不是该病的诊断，患者可通过国际勃起功能评分量表来评估疾病的严重程度。

肾虚是中医的说法，指肾功能的强弱，并不是指肾得了病。

如果患者出现肾虚，就会有反应迟钝、注意力不集中、工作效率低下等表现，也会出现勃起功能障碍。就像一台连续工作的机器，如果不进行保养、维修等，就会出现效率低下和各种故障。人类的肾也需要定期进行保养和维修，不然就有可能会出现勃起功能障碍。

男性对自己的性功能十分重视，加上民间长期流传着一出现勃起功能障碍就是肾虚的说法，故只要出现一点"风吹草动"，可能就会联想到肾虚，然后就会进行民间所谓的各种大补方法。其实，肾虚只是勃起功能障碍的一个病因，两者不能画等号。肾虚也是中医对肾功能的整体评估，导致肾虚的原因有很多，医生应辨证看待。

（董治龙　兰州大学第二医院）

83 总是腰痛，是不是肾虚？

问题：

我今年 38 岁，最近一段时间总是出现不明原因的腰痛，有人跟我说可能是肾虚，如果真的是肾虚，会不会影响性功能？

回答：

很多人对中医的认识比较片面，故经常有人认为腰痛等于肾虚，且对肾虚的认识也很局限。那么腰痛是否等于肾虚？

肾虚是一个中医概念，现代中医学规范称为肾虚证，西医是没有肾虚概念的。需要注意的是，中医理论中的肾和西医理论中的肾是不一样的，中医的"肾"范围更大，包括西医理论中的泌尿生殖、内分泌及神经调节等。肾虚包括肾气虚、肾阴虚及肾阳虚等类型，每种类型有其特定的症状且多样，并不局限于大众熟知的腰痛、勃起功能障碍、早泄等。很多人一出现腰痛，就觉得自己肾虚了，那么"自行诊断"到底对不对？总体来讲，是比较片面的。从中医角度来讲，腰痛并非一定是肾虚，根据具体症状不同，腰痛常分为风湿腰痛、寒湿腰痛、湿热腰痛、瘀血腰痛及肾虚腰痛（肾阴虚、肾阳虚）等类型。很多人在日常生活中常把腰痛自动归为肾虚腰痛，觉得自己的肾不好，加大了自身的心理压力。从西医角度来讲，腰痛的原因也是多方面的：①脊椎疾病（如脊椎骨折、椎间盘突出、增生性脊柱炎、感染性脊柱炎、强直性脊柱炎、脊椎肿瘤及先天性畸形等）可引起腰痛；②脊柱旁软组织疾病（如腰肌劳损、腰肌纤维组织炎及风湿性腰肌炎）可引起腰痛；③脊神经根病变（如脊髓压迫症、急性脊髓炎、腰骶神经炎及颈椎炎）可引起腰痛；④内脏疾病如泌尿系统疾病（如肾输尿管结石、炎症、结核、肿瘤等）及盆腔、直肠、前列腺、子宫附件炎症等，均可引起放射性腰痛。

因此，不管是从中医角度还是从西医角度来讲，引起腰痛的原因是多方面的。当患者感觉自己腰痛的时候，要到正规医院就诊，明确腰痛的原因后再进行治疗，不能自行诊断，并服用补肾药物。

（董治龙　兰州大学第二医院）

84 小便次数多，是不是肾虚？

问题：

我小便次数多，请问是不是肾虚？

回答：

正常成人白天排尿 4~6 次，夜间 0~2 次，次数明显增多称为尿频。尿频既可以是生理性的，也可以是精神性的，还可以是许多疾病的症状之一。尿频是一种症状，并非疾病。

在大量饮水、吃西瓜、喝啤酒、喝咖啡和浓茶等液体后，由于进水量增加，尿量绝对值升高，排尿次数随之增多，便出现尿频。精神紧张、气候寒冷时，排尿次数也可增多，此类尿频的尿量不少，也不伴有尿急、尿痛等症状，是人体为了水液代谢平衡或外界刺激做出的改变，与肾虚无关，无须特殊处理。

若微生物侵袭尿道，对泌尿系统产生刺激，往往会导致尿频、尿急、尿痛同时出现，医学上称为尿路感染。

急慢性前列腺炎均可导致前列腺及其周围神经失调，神经受到炎症组织的肿胀压迫，频频产生尿意，导致尿频、尿少。尤其是慢性前列腺炎患者，腺体组织僵死、硬化，使末梢神经受损，导致传导失灵，会发生长期尿频的现象。增生的前列腺通过压迫相邻的后尿道，造成尿道狭窄，引发夜尿增多、尿急及尿淋漓不尽等症状，可严重影响患者的生活质量。

正常情况下，膀胱可以储存 300ml 尿液，但当膀胱内有肿瘤或较大的结石时，膀胱的有效容积减少，尿液的储存量自然会减少，患者很容易在短时间内产生尿意，此时的尿频具有"量少次多"的特点。

尿频而每次尿量少，不伴有尿急、尿痛，尿液镜检无炎性细胞，常见于中枢神经病变及周围神经病变，需要排除神经源性膀胱、癔症等疾病。部分糖尿病、尿崩症患者每天饮水量多，尿量多，排尿次数也多，但均无排尿不适。

综上所述，许多情况都有可能导致尿频，当发生尿频时，患者需要去正规医院仔细检查并明确病因，切莫因自认为是肾虚而延误病情！

（袁轶峰　湖南中医药大学第一附属医院）

85 | 肾功能不好会不会影响性功能？

问题：

我去医院做了肾功能检查，医生告诉我肾功能不好，平时我在网络上经常看到别人说肾不好的人性功能也不好，请问真的是这样吗？肾功能不好会影响性功能吗？

回答：

肾功能是医院经常检查的项目，具体包含肌酐清除率、血肌酐及血尿素氮等。肾功能主要反映的是肾排泄体内代谢废物，维持机体钠、钾、钙等电解质稳定及酸碱平衡的功能。如果肾功能不好，那么肾的排泄功能和调节功能容易失调。肾功能严重损害时，个体还会发生尿毒症，进而危及性命。

性功能是大脑支配神经、调节性激素等形成性行为的过程。也就是说，男性只有在性欲、阴茎勃起、性交、性高潮及射精这5个性生活阶段中某个或某几个或全部发生异常时，性功能才会出现障碍。

那么肾功能不好会影响性功能吗？一般说来，肾功能与性功能没有直接关系。如果非要解释，可以说肾衰竭时，全身各器官的功能都会受到影响，其中也包括性功能。

生活中，一般人理解的肾功能不好往往指的是中医上肾虚的概念，其与西医中肾功能的概念完全是两码事。中医认为，肾藏精，主生长发育，关系着人的生殖能力，肾虚指肾精气阴阳不足，肾阳虚表现为性功能减退、勃起功能障碍、早泄、易患前列腺炎等。而西医中的肾功能检查，往往用于急慢性肾炎、肾病、尿毒症及肾衰竭等疾病的检查。

（董治龙　兰州大学第二医院）

86 | 男性肾虚有什么表现？

问题：

我听说男性如果肾虚了，会影响性功能，那除此之外，还会有哪些表现？

回答：

中医认为，肾为先天之本，肾虚可以影响性功能，进一步影响夫妻性生活。但肾虚的表现远不止性功能下降！要想了解肾虚会引起哪些表现，得先了解中医中肾的生理功能及特征。

肾主藏精，主生殖和生长发育。

肾主骨生髓，在骨骼、牙齿、听力及脑等的形成方面起重要作用。

肾主命门之火，是推动人体生命活动的原动力，具有暖脾运化、助肺吸气、促进生殖功能成熟、促进生长发育及推动水液运行等作用。

肾之阴阳，濡养和滋润全身各脏腑。

肾开窍于耳及二阴，其华在发。也就是说，肾好，听觉灵敏，头发有光泽。

由此可以进行反推，当个体肾虚了，肾的各种功能自然就下降了。临床上，肾虚患者可概括为以下几种类型。

（1）肾精不足：在儿童表现为发育迟缓、筋骨痿软、智力发育不全等；对于成年男性，可见须发早白或脱发、牙齿松动、腰膝腿软、头晕耳鸣、思维迟钝、注意力下降、视物模糊、失眠、记忆力减退、性功能减退及精子稀少甚至不育等。

（2）肾阳不足：主要表现为神疲乏力、精神不振、性功能下降、勃起功能障碍、早泄、滑精、五更泻或久泄、小便清长或尿少水肿或夜尿增多、听力下降或耳鸣、记忆力减退、嗜睡多梦及自汗等。

（3）肾阴不足：肾阴对各脏腑组织起着濡养滋润的作用。肾中阴阳犹如水火内寄于肾，若阴阳中一方偏虚，则另一方偏盛。若阴液不足，则表现为阳气偏亢，可见五心烦热、潮热盗汗、口干及遗精等症状，舌象往往表现为舌质红、苔少，又称为阴虚火旺。

（4）肾气不固（又称为下元不固）：临床上表现为体液不自主流出体外，如精关不固而遗精、滑精及早泄，或膀胱失约而小便失禁、尿后余沥、遗尿等。

肾虚可分为多种类型，症状也不同，故并不是所有肾虚患者都应壮阳，一定要在中医师的辨证指导下使用补肾食物或药物！

（袁轶峰　湖南中医药大学第一附属医院）

87 肾阴虚也会导致勃起功能障碍吗?

问题：

我一直认为肾阳虚才能导致勃起功能障碍，但医生说我是肾阴虚，请问肾阴虚也会导致勃起功能障碍吗?

回答：

很多勃起功能障碍患者认为勃起功能障碍是由肾阳虚引起的。

从定义上看，勃起功能障碍是指男性除未发育成熟或已到性欲衰退时期，性生活时阴茎不能勃起，或虽能勃起但勃起不坚，或勃起不能坚持，以致不能完成性生活全过程的一种疾病。

中医理论上的肾阳虚是指阳气萎靡，与勃起功能障碍不是一回事，切不要望文生义。

由于这个错误观念，许多人认为多进食羊肉、狗肉及具有补肾壮阳作用的中药、保健品等，勃起功能就会好转，殊不知病情越吃越重，身体也越来越差。这是因为勃起功能障碍并不是由肾阳虚导致的，相反，肾阴虚导致的勃起功能障碍更常见。

现代的中医学认为，勃起功能障碍发病复杂，但总体与肝、肾、心、脾功能失调相关。

年龄较小或体质强壮者，多责之于心肝，与心神、情志之变有关，实证多见。

年龄较大或体质衰弱者，多与脾肾相联系，虚证多见。

总体上，勃起功能障碍的病理变化多为肾虚、肝郁、血瘀。其中，肾虚又可分为肾阴虚、肾阳虚。因此，肾阴虚亦可导致勃起功能障碍。

中医结合西医，有以下依据为肾阴虚型勃起功能障碍作支撑。

从西医角度，勃起功能障碍的发病乃血流动力学及神经传导功能失常。

从中医角度，肾藏精，主水，主纳气，阴精为其根本，阴精耗衰则水不通、气不纳，水不通、气不纳则气血运行受阻，西医所言之血流动力学改变即是如此。神经传导依赖脑处理传达，肾阴精不足则脑失充养、功能下降，此即西医所指的神经功能异常。因此，肾阴精耗衰与勃起功能障碍发病密切相关。

对于肾阴虚型勃起功能障碍，医生可从以下症状去识别：阳事不举，或举而不坚，多由正常而逐渐不举，终至痿软不起；腰膝酸软，眩晕耳鸣，心烦失眠、多梦，手足心热，遗精，形体消瘦，口干等；舌红少津，脉细数。

（袁轶峰　傅显文　湖南中医药大学第一附属医院）

88 肾虚该怎样调理？

问题：

我今年 40 岁，平时工作压力很大，现在感觉精力大不如前，失眠、健忘、易疲劳、怕冷，多项检查均未发现异常，家乡的老中医说我是肾虚，叫我吃点滋补的食物，但是我怕吃坏身体，请问我这种情况到底该怎样调理？

回答：

现代社会，人们工作压力大，很多男性都担心自己成为"肾虚公子"，动不动就嚷嚷着补肾，却少有人知道肾虚到底是什么。肾虚是一种中医诊断，指肾精气阴阳不足，产生各种症状。肾虚并不等于西医的肾病范畴，本例患者在医院做了检查没发现器质性病变，可以考虑为中医的肾虚。

肾虚的种类有很多，其中最常见的是肾阴虚和肾阳虚。因此，患者要根据自己的情况进行针对性的调理，否则只会加重病情。

肾阳虚表现为畏寒怕冷、手足发凉等寒性症状，除注意保暖之外，患者可以选择具有补阳祛寒功效的食物或药物调理，如可以吃一些羊肉、狗肉或羊肉附子汤，平时可以服用金匮肾气丸调理肾阳。

肾阴虚常表现为阴虚阳亢，可有烦热、潮热盗汗、舌红少津无苔等症状，患者应多吃黑色食物，如黑芝麻、黑豆、黑米，以及具有滋阴降火功效的食物，如桑葚糖水，平时可选择六味地黄丸滋阴补肾。

肾虚调理讲究慢慢来，切不可急于求成而用成分不明的大补之药进补，西医已经证实含有"马兜铃酸"的中药具有肾毒性，乱吃补药不仅不补肾反而伤肾！

生活方式的调整也非常重要，患者要规律作息、适度做户外运动、与他人交流。西医认为，高盐饮食会使水钠潴留，动物内脏等高嘌呤饮食会产生过多尿酸，吃太多高蛋白食物会产生过多尿素氮，这些都会加重肾的负担，患者应注意避免。另外，性生活不宜过多，否则会导致肾精不足。

必须强调一点，选择药物调理必须咨询正规医院的中医师，若长期自行调理仍无效，应到正规医院的泌尿外科或男科就诊，排除是否为器质性病变。

（董治龙　兰州大学第二医院）

89 中药可以和西药一起使用吗？

问题：

我今年 25 岁，最近工作压力大，总觉得腰膝酸软、精力不足，去医院看，中医师说我的症状是肾虚导致的，给我开了些口服的中药调理身体，现在我还在服药期间，因为有些感冒又开了些口服的西药，请问中药可以和西药一起使用吗？会不会对我的身体造成不良影响？

回答：

这个问题涉及中药与西药的配伍应用。首先，从专业角度上讲，中药的合理配伍的确可以提高药物的疗效，甚至减轻药物单独使用的不良反应，而不合理的配伍用药不仅不能达到"1+1＞2"的效果，反而会引起药物的毒性反应。中药和西药的种类繁多，不同药物均具有不同且复杂的药理作用，西药与西药之间亦存在大量配伍禁忌。因此，对于中药与西药是否可以一起服用不可一概而论。

中药主要来源于天然药物及其加工品，包括植物药、动物药、矿物药及部分化学、生物制品。西药相对于中药而言，更多应用化学合成方法制成，或从天然产物中提制而成，成分相对更单一。成分复杂的中药之间尚可根据中医理论相互配伍协同治疗疾病，那么中药与西药如果合理使用，也可以达到协同治疗疾病的作用。需要明确的是，中药与西药的联合使用需要在有经验的医生的指导下进行，因为中药的成分复杂，与西药同时使用的效果多不明确，盲目同时使用很可能适得其反。对于医生开具的中药和西药，在口服时一般间隔30~60分钟，根据不同药物的特性需要注意餐前服用或餐后服用，目的也是防止药物之间可能发生相互作用影响疗效，甚至产生不良反应。

总之，中药与西药可以一起使用，前提是一定要在医生的正确指导下使用，切忌自作主张。

（董治龙　兰州大学第二医院）

90 肾虚患者都能吃六味地黄丸补肾吗？

问题：

我因为肾虚一直在服用六味地黄丸，请问该药吃久了会不会有什么不良影响？

回答：

不少人自以为肾虚，自行购买六味地黄丸服用，结果有病情改善者，有病情无明显变化者，亦有病情恶化者。

六味地黄丸的功效为滋补肝肾，主治肝肾阴虚、腰膝酸软、头目眩晕、耳鸣耳聋、盗汗遗精及小儿囟开不合等症，或虚火上炎而致骨蒸潮热，手足心热，或消渴，或虚火牙痛，口燥舌干，舌红少苔，脉细数。

确实，六味地黄丸是可以补肾的，中医在临床上常用六味地黄丸来治疗勃起功能障碍、早泄、前列腺疾病及男性迟发性性腺功能减退症（男性更年期综合征）等。但肾虚只有肾阴虚这一种吗？中医的肾虚可以分为肾精不足、肾气不固、肾阴虚、肾阳虚等类型。中医治疗疾病需要辨证论治，即问题出在心、肝、脾、肺、肾哪个脏腑，是气、血、阴、阳哪个方面的问题，何种问题，开出的方药都不相同，若所用药物和出现的问题不符合，便起不到效果，甚至会加重病情，切记不可随意服用中药！

（袁轶峰　湖南中医药大学第一附属医院）

第 6 章

自慰与遗精相关问题

如
何
增
强
男
性
性
功
能

91 自慰会导致勃起功能障碍和早泄吗？

问题：

我今年 23 岁，未婚，也没有女朋友，长期靠自慰解决性欲，最近几年，我发现自己的射精时间越来越短，有经验的朋友经常和我讲，自慰应适度，长时间小心以后患勃起功能障碍、早泄，请问自慰真的会导致勃起功能障碍和早泄吗？

回答：

目前，很多男性对自慰和早泄的因果关系存在误解。

在婚前，自慰作为一种重要的性行为，在未婚男性中发生率相当高。据不完全统计，90%以上的男性都有过自慰。有研究指出，上大学的男生适度自慰可有效缓解性紧张和性冲动，且能有效舒缓学业压力。

很多时候，自慰是一种正常的性行为，如婚前、与性伴侣两地分居等，适当自慰（每周2~3次）既可以满足自己的生理需求，还可以提高阴茎的敏感性，从而使射精时间延长。从心理角度讲，自慰时射精时间基本上是可控的，久之便形成习惯，有基本固定的射精时间，有时还可延长射精时间。因此，自慰本身不会导致早泄，甚至可以引起阴茎背神经及阴茎头麻木，延长射精潜伏期，达到治疗早泄的目的。

之所以有很多人认为自慰会引发早泄，主要是因为自慰人群以未婚男青年居多，他们往往会选择宿舍或自己认为比较私密的地方进行自慰，在这些地方又怕被别人撞见，因而选择快速解决。长期快速解决的方式和紧张的心理状态，会引起自慰时射精比较快的情况。因此，自慰是不会引起早泄的，主要还是取决于自慰者的心理状态。

那么自慰会不会引起勃起功能障碍？基本上是不会的。勃起是由阴茎血管和阴茎海绵体充血而形成的，比较正常的自慰是不会对阴茎海绵体和阴茎血管有任何损伤的，故不会影响勃起。当然，有一小部分男性自慰的方式比较特殊，那就另当别论了。但长期或频繁自慰可对男性造成一定的精神负担，总是担心自慰会引起勃起功能障碍，这样可能真的会导致一小部分男性出现勃起功能障碍。

综上所述，正常的自慰并不会引起勃起功能障碍和早泄。

（傅显文　袁轶峰　湖南中医药大学第一附属医院）

92 频繁自慰需要治疗吗？

问题：

我今年 24 岁，没有女朋友，生理需求都是自己解决，平时性欲也很强烈，几乎每天都会自慰，最近在一些公众号上看到自慰有害健康，请问我的情况是不是过度自慰？需要治疗吗？

回答：

事实上，自慰在发育正常的男性中发生率很高，特别是没有性生活的男性，且自慰也是一种正常的生理需求。

自慰的危害并不是自慰本身，或自慰致病，而是自慰行为导致的巨大心理压力和社会舆论认知错误的导向，故自慰并不是疾病，也不需要进行特殊治疗，而是要对自慰建立正确的认知。

随着男性性器官的发育和相关激素的分泌，对性的渴望和冲动会促使男性出现自慰行为，适当的自慰并不会导致其他疾病，如勃起功能障碍、早泄。已有研究表明，自慰和早泄并没有明确的相关性。因此，正常的自慰对于男性婚后的性生活是不会产生影响的。像本例患者这个年龄段的男性，自慰的频率一般为每周2~3 次，且这个情况也因人而异，有些男性性需求强烈可能每天都自慰，也有些男性可能每周 1 次，甚至每月 1 次，但前提是自慰频率并不影响自己正常的生活、工作和学习，同时也没有其他不适症状，只要符合这个前提，那么本例患者的自慰频率就是正常的。如果患者觉得自慰带来不适，也不必过于焦虑和恐慌，适当减少自慰的次数，充分休息，同时多参与社会实践活动，把自己的精力多投向工作、学业和生活，顺其自然，为所当为。如果经过长期调整后依然觉得不适，则建议患者去正规医院就诊，切记不要"百度"就医。

（董治龙　兰州大学第二医院）

93 自慰时阴茎容易软是怎么回事？

问题：

我自慰时阴茎还没射精就软了，请问这是怎么回事？

回答：

自慰者的心理活动十分复杂，往往处于焦虑、内疚、抑郁及不安之中。频繁自慰甚至可以导致男性产生中枢神经系统症状和全身症状，如意志消沉、记忆力减退、注意力不集中、理解力下降、失眠、多梦、头晕及心悸等。这种不健康的精神状态会妨碍男性性功能的正常发挥。同时，由于射精频繁，可造成男性性欲减退、射精刺激阈值升高。一次自慰或性生活所消耗的能量，相当于运动员一次百米比赛消耗的能量，故自慰次数过多容易导致男性机体虚弱无力。另外，由于自慰不需要阴茎有满意的勃起就可以进行，如果男性习惯了阴茎勃起不全时进行自慰，正常的阴茎勃起系统就会习惯了这种性行为方式，故有些男性可能在自慰过程中出现阴茎在射精前疲软的情况。

（文家渝　重庆三峡中心医院）

94 总是想自慰，是不是病了？

问题：

我性格比较内向，喜欢待在家里，1年前偶然开始自慰后，就一发不可收拾，现在没事儿就想自慰，我是不是病了？

回答：

为什么有些人会沉迷自慰不能自拔？因为自慰时，大脑会产生一种叫多巴胺的物质，让人产生愉悦欣快感。大部分人可以从不同途径获得多巴胺的释放，如运动、游戏等。但少部分人生活单调，缺少快乐，而自慰这种"唾手可得"的快乐手段就成了"家常便饭"。

适度自慰不会对身体造成伤害，善加利用还可以弥补人们不能进行夫妻性生活的缺憾，但长期过度自慰则会对身体和精神造成影响。

长期过度自慰会导致男性发生勃起功能障碍、早泄、不射精等性功能问题，沉迷于自慰还会造成男性精神涣散、身体疲乏等。另外，过多接触色情电影等也会对大脑产生一定影响。

避免过度自慰，男性平时需要减少不良的性刺激，培养广泛的兴趣爱好，多参加健康的社会活动，当有自慰冲动时主动转移注意力。

（刘　涛　重庆三峡中心医院）

95 | 怎样判断自慰是否过度？

问题：

请问怎样判断自慰是否过度？

回答：

每个人的身体素质有差异，故对于自慰过度的次数也没有一个确切的数字。如果自慰过度，身体可出现下述反应。

（1）生殖器官出现不适感。若自慰时或自慰后生殖器官出现隐痛、麻木等不适感，或自慰后经常出现排尿不适感或尿道烧灼感及下腹部隐痛等，提示自慰过度。

（2）对性刺激的反应下降。正常情况下，男性对性刺激的反应是比较强烈的，若自慰后男性达到性高潮所需的时间一次比一次延长，或自慰刺激的强度一次比一次增加，则表示自慰过度。

（3）心理上迷恋自慰。自慰过度的另一个典型表现是在心理上对自慰非常迷恋。例如，每逢看小说、影视作品引起性冲动就要自慰，经常有自慰的欲念，甚至因自慰影响了自己的日常工作，属于自慰过度。

（4）身体素质变差。自慰的男性如果自慰后出现体倦乏力、消瘦、精神萎靡、失眠、记忆力减退或注意力不集中，甚至容易患病等，说明自慰过度。

过度自慰导致疾病后如何补救？男性长期过度自慰可能会导致勃起功能障碍、早泄及不射精等问题，出现这些问题后一定要积极前往正规的医疗机构进行系统治疗，纠正身体已经形成的病理性神经反射，重建正常的性生理反射。同时，也建议没有性伴侣、需要自慰宣泄性冲动的男性，还是选择使用女性身体"代用品"为宜。因为这是最接近自然的性交方式，能够最大限度地减轻非自然泄欲方式带来的不良影响。

（文家渝　重庆三峡中心医院）

96 | 频繁遗精是怎么回事？

问题：

我今年 19 岁，自觉身体正常，但遗精频繁，1 周 4~5 次，请问这正常吗？是不是病了？该如何应对？

回答：

遗精是健康成年男性的生理现象，特别是未婚男青年或两地分居的已婚男青年更容易出现。

遗精的主要原因是"精满自溢"。男性进入青春期后，随着性发育成熟，生殖器官睾丸便会产生精子，附属性腺、前列腺和精囊等就会分泌精浆。精子和精浆共同构成精液。精液的制造一经开始，就会逐渐增多，积累到一定数量，体内将无处可存，就必须把精液排出。

一般来说，1 周出现 1~2 次遗精都算是生理现象。但如果出现以下情况，就要怀疑有问题了：一周数次或一夜数次，以及有正常性生活还频繁遗精，或仅与异性一般接触就出现遗精。另外，男性还要结合自己的感受，如是否因此出现腰膝酸软、精神疲乏等表现。

病理性遗精的原因可能有 4 种。

（1）缺乏性知识，过度关注性问题，使大脑皮质处于持续性兴奋状态，如此而诱发遗精，故男性需要学习科学的性知识。

（2）过度疲劳，包括体力或脑力消耗过度，也可诱发遗精，故男性需要注意劳逸结合。

（3）包皮炎、精囊炎或前列腺炎等炎症刺激也可导致遗精，故男性需要进行针对性治疗。

（4）局部刺激，如衣裤过紧、睡眠时被褥沉重而刺激外生殖器也可诱发遗精，请男性勿穿紧身内裤。

本例患者可对照一下，看自己属于哪种情况，有针对性地进行处理，如果自行调整后仍无改善，则需要到正规医院的泌尿外科或男科就诊。

（蔡　韬　湖南医药学院第一附属医院）

97 | 老年人遗精正常吗？

问题：

请问老年人遗精正常吗？

回答：

男性年轻时，睾丸的生精功能旺盛，遗精发生的频率会相对高一些。随着年龄的增长，睾丸的生精功能虽然减退了，但并没有停止运作，故年龄大了偶尔出现遗精的情况也是正常的。遗精是精子自我更新的一个良好状态，也是男性身体健康的侧面体现。但老年男性也要衡量自己目前的遗精频率，如果出现了反常的高频率遗精，还是需要注意的，可能影响精神状态和身体健康，建议去医院检查是否存在生殖或泌尿系统疾病、神经疾病及内分泌疾病等。老年男性也可改掉或减少一些会导致遗精的生活习惯，如频繁泡热水澡、一直穿紧身裤、思想长时间集中在性生活上等。

（王家雄　杨慎敏　苏州市立医院）

第 7 章

性生活相关问题

98 | 初次性生活女方感觉疼痛该怎么办？

问题：

我今年 20 岁，没有性生活经验，和女朋友性生活也是第 1 次，阴茎刚要进入阴道时她就说疼痛，试了几次都不行，请问该怎么办？

回答：

俗话说"熟能生巧"，性生活也不例外，一回生二回熟，无须过于担心。

初次性生活的疼痛主要由 3 个因素引起。

（1）处女膜撕裂：通常女性阴道口处有个环状组织遮挡，称为处女膜，初次性生活会导致处女膜撕裂而引发疼痛。

（2）"前戏"不足：女性的性反应周期与男性基本相似，分

如何增强男性性功能

为5个阶段，即性欲期、性兴奋期、性持续期、性高潮期、性消退期，但女性的性唤起常滞后于男性，故在性生活前需要充分"预热"，可以通过爱抚、接吻、拥抱等唤起女性的性欲。唤起性欲后，女性的身体会做出相应反应，其中，腺体会分泌液体湿润阴道，有利于更好地完成性交。若"前戏"不足，液体分泌较少，不能充分滋润阴道，更不能充分调动女性情绪，加上女性初次性生活时情绪比较紧张，使盆底肌紧张或收缩，此时强行进入可能会造成阴道撕裂而产生疼痛。因此，充足的"前戏"就像考前备战，准备得越充分，考得越好。

(3) 缺乏性知识及性经验：女性阴道口位于尿道外口后方，两者位置相邻。由于缺乏对女性生理结构的认识，男性可能会错把女性的尿道当作阴道，加之缺乏性经验，动作过于粗暴，这样也会使女性疼痛。

因此，男性在性生活前要充分了解性知识，积极与女性沟通，照顾女性情绪，探索女性的性敏感区域。女性的性敏感区域分布较男性广，触觉较男性敏感，可多采用爱抚等方式调动女性情绪，充分做好"前戏"工作，消除女性的紧张情绪，女性感到疼痛时不要强行进入，可以多尝试几次，选择女性喜欢的方式，可通过布置性环境唤起女性性欲，如温馨的灯光、舒缓的音乐及使用性用具，在性唤起上也能起到很好的作用。此外，相互赞美也能促进和谐的性生活，只有双方尝试、交流、改进，才能找到适合彼此的性交方式。

(余清霞 重庆三峡中心医院)

99 | 如何提高女性对性生活的兴趣？

问题：

我今年 30 岁，结婚 1 年，和妻子性生活时她总是提不起兴趣，对性生活也很冷淡，基本不会有性高潮，这让我很有挫败感，该怎么办？

回答：

事实上，不是所有的女性都能达到性高潮。据调查显示，我国约 50% 的女性没有体验过性高潮；新婚 1 年内，只有 19% 的女性有性高潮，结婚 5 年达 60%。性生活需要夫妻双方长时间相互配合，才能达到彼此的满意状态，故求诊者不要有心理负担。

第一，夫妻双方应进行有效沟通，良好的沟通是满意性生活的开始。告知对方自己的感情诉求，尊重对方是前提，在对方接受的范围内尝试不同的体位和方法，可以利用相关视频、书籍等进行学习。

第二，需要了解女性与男性在性反应上的不同之处，女性的性唤起滞后于男性，需要长时间的性刺激，故做好"前戏"是重中之重。如果女性排斥有关性生活方面的需求，可考虑接受相关

如何增强男性性功能

的生理及心理治疗，医生会根据夫妻双方存在的问题进行指导。

（余清霞　重庆三峡中心医院）

100 女方总说性生活太枯燥，有什么办法改善吗？

问题：

我今年 40 岁，妻子也 40 岁，结婚 10 年了，和妻子性生活的次数越来越少，妻子长期对此不感兴趣，觉得太枯燥，有时候就像完成任务一样，请问这是为什么？有什么办法改善吗？

回答：

性生活是一个极其复杂的过程，受生理、心理、环境、社会等多种因素影响。年龄、药物、手术、婚姻冲突、生活方式、避孕忧虑、妇科疾病、性知识缺乏等都会不同程度地影响性生活的质量。其中，年龄是女性不可抗拒的因素。随着年龄的增长，女性的卵巢功能逐渐下降，雌激素水平也逐渐下降，导致女性出现性欲下降、性交疼痛、性高潮障碍等一系列影响性生活质量的问题。夫妻双方的感情也是一大影响因素，和谐的家庭生活是满意性生活的基础。在排除相关的器质性病变后，在这一年龄阶段，还应考虑女性是否有性功能障碍，围绝经期女性性功能障碍的发生率高达 50%。女性性功能障碍的主要表现包括性兴趣及性唤起障碍、性高潮障碍、生殖道盆腔痛或插入障碍。如果女性长期处于这种状态，可以咨询医生进行专业指导。

那么有什么办法能唤起妻子的性欲？

夫妻双方长时间相处，就像左手牵右手，可以短期内改变以前的生活方式，给对方制造惊喜或外出旅游，创造二人世界，创造新鲜感，改善性生活。性生活时，双方先沟通，商量改变性交姿势、时间及地点，尝试性幻想，使用背景音乐、视频及情趣用品，把性生活当作游戏而不是任务，多沟通、多交流。

女性可采用性感集中训练，分为 3 个阶段：第一阶段，女性集中注意力，体验由男性爱抚身体所激发的感觉，但不触及乳房及生殖器；第二阶段刺激生殖器，但不性交；第三阶段开始性交，但不追求性高潮，以调整愉悦为定向的性体验。女性还可进行自我刺激训练，通过自慰或借助情趣用品获得性高潮，增强自信心。女性也可做盆底肌肉训练，交替舒缩盆底肌肉，提高骨盆底肌群的张力和性交时阴道的敏感性。

（余清霞　重庆三峡中心医院）

101 妻子怀孕了，还能不能过性生活？

问题：

我结婚 1 年多了，最近妻子怀孕了，我们还能不能过性生活？如果可以，该怎样过性生活才安全呢？网络上流传这样一种说法，为了确保母婴的健康和安全，妻子怀孕了最好不要过性生活，否则容易导致流产或早产，是真的吗？

回答：

临床上，可以按照妊娠期来探讨一下女性怀孕后的性生活问题。

女性妊娠前 3 个月应尽量避免性生活。妊娠 12 周以前为妊娠早期，是胚胎的初始发育阶段。卵子受精后 12 天左右，一些细胞滋养层细胞可以通过合体滋养层侵入母体子宫内膜，此时胎盘绒毛发育不全，深入子宫内膜的程度尚浅，正常的胎盘滋养层细胞在妊娠 10~12 周浸润至蜕膜与肌层交界处的大血管，到了妊娠 16~18 周，才能完成第 2 次浸润，扩展至子宫肌层，建立全面的血管联系。因此，妊娠早期胚胎在子宫内的根基不牢，遇到外界刺激易使胎盘绒毛从子宫壁剥离出血，从而导致流产。目前普遍认为，习惯性流产的主要原因是受精卵和胚胎先天不足，而性生活只是一个诱因。但安全起见，若妻子在妊娠早期有腰酸、腹痛及阴道流血等先兆流产症状或有习惯性流产史，妊娠早期仍应避免性交。若妻子在妊娠早期无特殊不适，可以适当过性生活，但应避免剧烈的性交，每次性交以不超过 10 分钟为宜。

妊娠 4~6 个月相对安全，此时胎盘已发育完好，胎儿也初具人形，并开始稳步发育，且母体分泌的大量孕激素对胎儿有重要的保护作用。因此，此阶段被认为是相对的安全期，可以适度过性生活。此阶段子宫逐渐增大，羊水逐渐增多，抵抗外力的能力增强，但性生活时也应注意：①选择不压迫妻子腹部的性交姿势，性交次数不宜过多，动作宜轻柔，否则可能导致流产及胎儿子宫内窘迫，甚至发生胎死子宫内。②夫妻双方应比平时更注意外阴卫生，性交前要排尽尿液、清洁外阴及外生殖器，避免上行性泌尿系统感染和子宫腔内感染。③最好使用避孕套或体外排精，以精液不进入阴道为宜。因男性精液中的前列腺素被阴道黏膜吸收后，可促使妊娠后的子宫发生强烈收缩，不仅会引起孕妇腰痛，还易导致流产、早产。

妊娠末 3 个月最好禁止性生活。妊娠晚期，胎儿增大，羊水增多，子宫腔张力增大，受外力后缓冲能力减弱，容易导致胎膜早破。有研究表明，女性妊娠晚期性交会引起胎膜早破、胎盘早剥及胎儿子宫内感染等。因此，女性妊娠晚期应尽量避免性交，尤其是剧烈的外力撞击性性交。

总之，女性妊娠期应尽量避免性生活，尤其是妊娠的前 3 个月和后 3 个月，以免发生流产、早产及感染等情况，即使是在相对安全的妊娠中 3 个月，也应尽量控制性交频率、力度，尽量选择体外排精或使用避孕套，务必注意加强个人卫生。

（李　博　袁轶峰　湖南中医药大学附属第一医院）

102 市场上常见的女性口服避孕药物有哪些？

问题：

我和妻子结婚后暂时不想生育，但我不喜欢用安全套，妻子打算服用避孕药物，为了更安全有效地避孕，应该选择什么样的避孕药物？避孕药物会不会有不良反应？

回答：

避孕药物一般指女性用避孕药物，多由雌激素和孕激素配伍而成，也有单方的孕激素及一些非甾体药物。避孕药物能影响生殖过程的不同环节，从而达到避孕的目的。迄今为止，避孕药物已经发展到了第 4 代，第 1 代为炔诺酮和甲地孕酮，第 2 代为炔诺孕酮和左炔诺孕酮，第 3 代为地索高诺酮、孕二烯酮及诺孕酯，第 4 代短效口服避孕药物含有最新型孕激素屈螺酮。

下面介绍市场上常见的避孕药。

（1）去氧孕烯炔雌醇（妈富隆）：口服，每次 1 片，连服 21 天，然后停药 7 天，从停药第 8 天开始服用下一盒。最好每天在同一时间服用。在停药期间，女性通常在服用最后一片药物后 2~3 天出现撤退性出血，且可能持续到服用下一盒时还未结束。

其久经市场考验，价格便宜，但有一个不良反应让女性谈之色变，那就是"发胖"。其实该药并不真的导致发胖，而是医学上的水钠潴留，只需要停药一段时间就能恢复。

除此之外，该药还可能导致女性出现乳房疼痛、乳汁分泌、头痛、性欲改变、戴隐形眼镜不适、恶心呕吐、阴道分泌物改变、体重改变及过敏等不良反应。

（2）屈螺酮炔雌醇片（优思明）：该药的用法和去氧孕烯炔雌醇并无差异，都是每天约在同一时间用少量液体送服，每天 1 片，连服 21 天。由于该药的成分很像人体自身产生的孕酮，甚至能让皮肤变光滑。

其最常见的不良反应为恶心和乳房疼痛，超过 6% 的使用者发生过。

（3）左炔诺孕酮片（毓婷/金毓婷）：适用于女性紧急避孕，即在无防护措施或其他避孕方法偶然失误时使用。口服，女性在性生活后 72 小时内服第 1 片，隔 12 小时后服第 2 片。现在推出的金毓婷，其实就是毓婷的升级版本，吃 1 片就可以起效。值得一提的是，毓婷只作为避孕失败的紧急补救避孕药物，不能作为引产药物使用。女性用药后若发生轻度恶心、呕吐，一般无须处理，可自行消失。

相对于安全套，正确使用避孕药物的避孕有效率更高，且安全套也存在脱落、破损等风险。截至目前，全球已有超过 10 亿女性使用避孕药物避孕，且是欧美国家女性避孕的首选。但是否使用避孕药物避孕，女性还应结合自己的具体情况，选择最适合的方式避孕。

　　（李　博　袁轶峰　湖南中医药大学第一附属医院）